Termografía

aplicada a la

Medicina Integrativa

Pedro Rodríguez

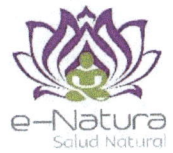

Copyright. Todos los derechos reservados
ISBN: 9798370170119
Independently published

ÍNDICE

Presentación	4
Conceptos básicos de termografía	6
Aspectos clave de la Termografía convencional vs Termografía Integrativa	11
Fundamentos fisiológicos de Termografía	12
Hemodinámica, posturología y termografía	17
Hemodinámica: alteración de diferentes estructuras vasculares y su relación con enfermedades.	20
Relación de la piel con el estudio termográfico.	22
El Modelo de CRPS1 como modelo de estudio de Termografía.	25
Termografía y Salud mental en la aplicación de la Medicina Integrativa.	28
Bases para un correcto estudio termográfico	35
Paralelismos en las lecturas termográficas con las escuelas orientales	40
Termografía de Lengua	46
Tipos de termografía	48
¿Cómo hacer correctamente un termograma?	50
Termografía de senos.	54
Qué hacer tras el Termograma:	**57**
Documentación:	**60**
Software	**80**
Técnicas termoguiadas	**90**
Anexos	**95**

Presentación

La termografía llegó a mi práctica clínica como todo un descubrimiento. Elucubrando acerca de poder diagnosticar aspectos relacionados con la Medicina china y funcional, me topé con la posibilidad instaurada desde hacía años, con un especial impacto en Brasil y Estados Unidos. La termografía clínica apenas es conocida en España y casi podría decir que fui pionero en su aplicación al concepto Integrativo desde 2012.

¿Cuál es la principal diferencia entre la termografía clínica y la termografía clínica Integrativa?

La termografía médica se caracteriza por medir aquellos espacios anatómicos que puedan sugerir una alteración fuera de un mapa termográfico construido a lo largo de décadas de estudios. Para ello se ha generado un atlas con temperaturas propias de cada organismo.

La termografía apuesta por un concepto que me encanta: lo NO LINEAL. El concepto no lineal responde al trasfondo de la biología de sistemas. La biología de sistemas se caracteriza por la concepción de cualquier **sistema** biológico, desde una perspectiva integrada de genes, proteínas y reacciones bioquímicas, que da lugar a procesos biológicos. El estímulo en un punto X producirá una respuesta en ejes distales Y o Z en cadena, en un fenómeno con ciertos paralelismos con la Tensegridad. Es altamente recomendable para comprender este libro la lectura de mi libro Fascia y reprogramación neurobiomecánica (Ed. eNatura, 2022).

La termografía integrativa incluye conceptos de disciplinas transversales como aquellas derivadas de culturas orientales y la osteopatía. Asistimos a una evolución paulatina donde las Ciencias de la Salud y del Movimiento van comprendiendo e incorporando dichos conocimientos al acervo clínico: la cronobiología, los puntos trigger, las cadenas musculares, los captores posturales; son términos técnicos que eran descritos desde un lenguaje propio de la época y cultura del momento.

El concepto *no lineal* ayuda a generar un estudio de mayor especificidad e individualización del sujeto. En un sistema tan novedoso como la termografía, la termografía integrativa supone un cambio en la mirada. De poder estudiar lesiones de forma analítica a poder inferir lecturas transversales de la persona uniendo las diferentes lesiones o síntomas en un solo perfil fisiológico. De ahí parte que la termografía también sea considerada **una herramienta de precisión.**

¿Por qué de este trabajo? Existe una amplia literatura sobre Termografía médica en habla inglesa, muy escasa en habla hispana y ninguna me atrevería a decir en el ámbito de la Medicina Integrativa a fecha de esta edición. Espero que esta obra sirva como pequeño tributo al gran bagaje que estamos construyendo desde diferentes prismas en el campo de la Salud Integrativa.

Qué es y qué no es este libro. Este libro es una guía para entender los fundamentos de la termografía y de como abordarla desde diferentes disciplinas transversales. Este libro no es un atlas termográfico ni un libro orientado a diagnosticar patologías médicas por hallazgos termográficos.

Conceptos básicos de la termografía.

La termografía inicia en el S. XIX a través del astrónomo Sir W. Herschel y fueron evolucionando en el ámbito médico a mediados del S.XX, en Inglaterra. Una cámara Pyroscan procesó una imagen representativa del incremento del calor y la temperatura en las articulaciones afectadas de artritis.

Hardy, en 1934, describió el papel fisiológico de la emisión infrarroja del cuerpo humano y propuso que la piel humana puede considerarse como un radiador de cuerpo oscuro. Estableció la importancia diagnóstica de la medición de la temperatura mediante la técnica infrarroja, lo que allanó el camino para el uso de la termografía en las ciencias médicas. Pero el primer uso se informó solo en el año 1960, debido a la falta de disponibilidad de equipos de calidad y conocimientos técnicos.

Tras las primeras pruebas, los sistemas y calidad de imagen han mejorado ostensiblemente con el tiempo. La tecnología nos hace posible trabajar con imágenes de alta resolución y rangos mínimos de temperatura en franjas de tiempo muy cortas. Se han incorporado tecnología con osciloscopios, isotermas electrónicas a la imagen, sistemas de almacenamiento propios y software muy potente de última generación. Desde 2010 se utilizan detectores de plano focal, con imágenes de alta velocidad y resolución térmico-espacial. La tecnología permite llevar cámaras termográficas en dispositivos móviles con Android Os y IOS que funcionan muy bien en el ámbito clínico.

Ventajas e inconvenientes de la Termografía.

La termografía es un sistema que tiene pros y contras. Es una herramienta coadyuvante que en algunos casos puede precisar de otros métodos diagnósticos y que siempre debe ser contextualizada dentro de un marco clínico: historia, anamnesis, diagnóstico.

Ventajas:

- No emite radiaciones ionizantes. Al contrario que otros sistemas de imagen no acumula radiaciones por lo que supone una ventaja para profesionales y pacientes.
- Dada su sencillez de uso no precisa de una infraestructura en la clínica adaptada al uso.
- Curva de aprendizaje de sencilla. Tanto el uso de la cámara, el software de lectura y la lectura técnica no requiere de procedimientos complicados.
- Equilibrio calidad-precio. El uso del dispositivo inicia desde un rango de 400 eur con lo cual ya puedes trabajar termografía con un mínimo de calidad.
- No requiere de técnicas invasivas. Aunque tiene la capacidad de facilitar técnicas como acupuntura termoguiada.
- Tiene capacidad de estudio preventivo y de prognosis. El análisis del estudio termográfico permite detectar lesiones en ausencia de una sintomatología activa del sujeto.

Desventajas:

- Faltan estudios que mejoren la metodología, atlas y cartografía a seguir en cada una de las funciones fisiológicas propias del cuerpo humano. Aunque no existe consenso en el uso de termogramas de mamas como método de cribado del cáncer, el acceso al uso combinado de la Inteligencia Artificial puede suponer un gran aliado.

- En termografía integrativa es necesario conocimientos transversales que permitan el estudio *no lineal*.
- Es preciso de unas condiciones previas al estudio que pueden suponer cierto límite para la confianza del estudio: período de ayunas, ausencia de ejercicio previo, toma de sol, uso de aceites y cremas, … Que veremos en el capítulo de toma de muestras.
- Como otras herramientas clínicas puede precisar de estudios complementarios: sanguíneos, de imagen, …

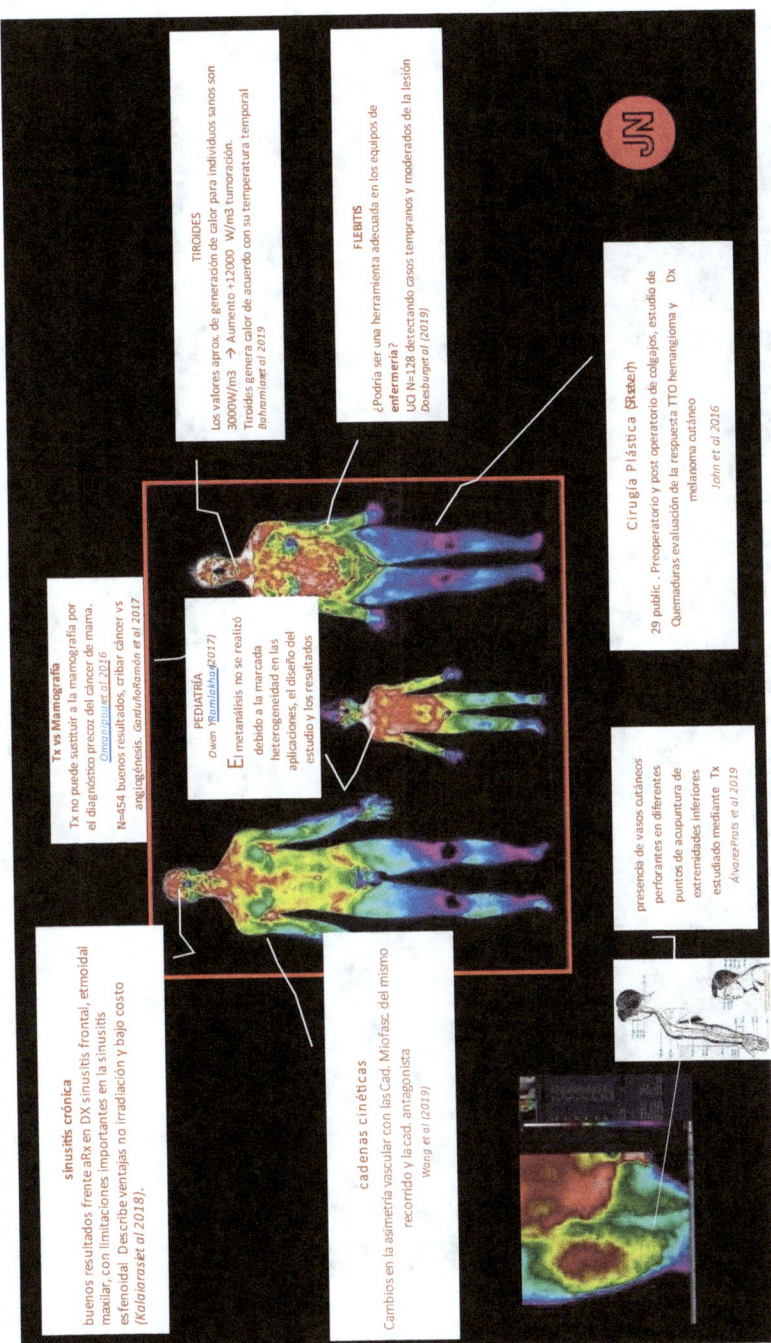

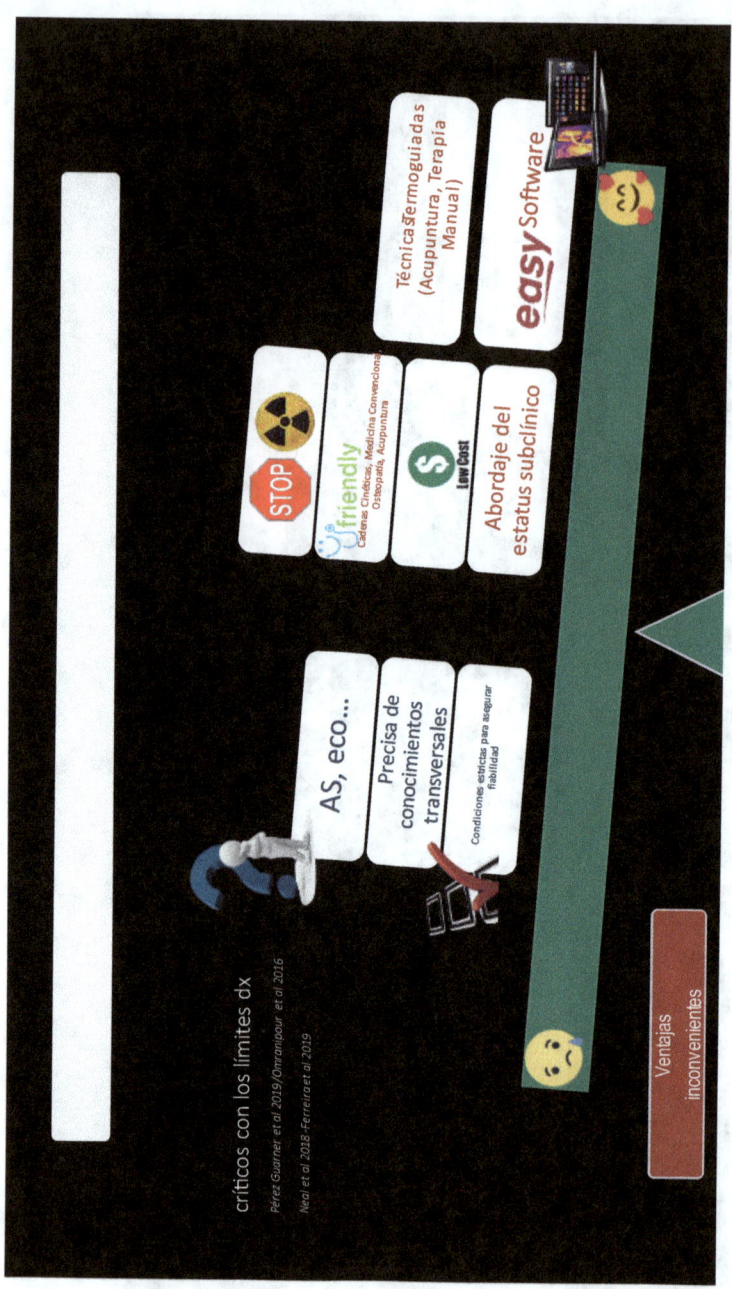

Aspectos clave de la Termografía convencional vs Termografía Integrativa

- La termografía clínica lleva criterios de estudio similares a la Medicina Convencional. Trata de generar un atlas termográfico donde hallar y localizar las asimetrías y temperaturas atípicas propias de la estructura anatómica. El diagnóstico parte de la escalada térmica atípica.

- La Termografía Integrativa sigue el paradigma lógico de la Medicina Integrativa observando no sólo lo analítico, también desde el ámbito global. La anormalidad térmica es relevante en conjunto con el resto de la propia malla fisiológica alterada en respuesta al concepto de biología de sistemas.

Fundamentos fisiológicos de Termografía

Todos los objetos con temperatura por encima del cero absoluto emiten radiación electromagnética. Se conoce como radiación infrarroja o radiación térmica.

La longitud de onda de esta radiación se encuentra dentro de un rango de 0,75 a 1000 μm. Esta amplia gama se puede subdividir en tres grupos más pequeños: infrarrojo cercano o NIR (0,76–1,5 μm), infrarrojo medio o MIR (1,5–5,6 μm) e infrarrojo lejano o FIR (5,6–1000 μm). De acuerdo con la teoría de la radiación térmica, el cuerpo oscuro o *BlackBody* se considera como un objeto hipotético que absorbe toda la radiación incidente y emite un espectro continuo de acuerdo con la ley de Planck. Integrando la ley de Planck para todas las frecuencias, obtenemos la ley de Stefan-Boltzman que describe la potencia emisiva total de un cuerpo oscuro.

$$mi = \sigma T_4$$

Aquí E es la potencia emisiva total (W/m 2), σ es la constante de Stefan Boltzman (σ = 5.676 × 10 −8 W/m 2 K 4) y T es la temperatura absoluta (K). Para superficies reales, la ley de Stefan Boltzman se modifica de la siguiente forma

$$mi = \varepsilon \sigma T_4$$

donde ε es la emisividad de la superficie emisora a una longitud de onda fija y temperatura absoluta T. Para un cuerpo negro perfecto, la emisividad es la unidad, pero para los materiales reales, la emisividad siempre es menor que la unidad.

En la siguiente tabla se muestra la emisividad de diferentes tejidos humanos en longitudes de onda infrarrojas.

Emisividad de varios tejidos humanos a 40 °C en longitud de onda infrarroja. Extraído de Jones BF Una reevaluación del uso del análisis de imágenes térmicas infrarrojas en medicina. Transacciones IEEE sobre imágenes médicas. 1998; 17 :1019–1027

Tejido	emisividad
Piel negra (3–12 μm)	0,98 ± 0,01
Piel blanca (3–14 μm)	0,97 ± 0,02
Piel quemada (3–14 μm)	0,97 ± 0,02
Epicardio (fresco: 0,5 h) 3 μm	0.85
Epicardio (fresco: 0,5 h) 5 μm	0.86
Epicardio (9 días a −20 °C)	0.99
Pericardio (3 μm)	0.88
Pericardio (5 μm)	0,94
Pericardio (9 μm)	0,95

Las emisiones infrarrojas de la piel humana a 27 °C se encuentran dentro del rango de longitud de onda de 2 a 20 μm, alcanzan un máximo de alrededor de 10 μm. Para aplicaciones médicas, se utiliza en general una banda de longitud de onda muy estrecha (8–12 μm), denominada rayos infrarrojos corporales

Aspectos hemodinámicos

El pulso forma parte de las constantes vitales básicas en Ciencias de la Salud, ya que trata del estatus vital y permite relacionar la posible existencia de patologías. En mi libro *Neruobiomecánica y reprogramación miofascial* trato en profundidad las diferentes conexiones e importancia del flujo hemodinámico. Más allá de la arquitectura vascular el pulso humano es un marcador biológico:

- Estado mental de la persona (McCraty 2014)
- Envejecimiento biológico (Asmar, 2001)
- Estado de tensegridad biomecánico.

En su origen el pulso viene mediado por la capacidad de bombeo del corazón (frecuencia cardiaca) y el volumen de sangre eyectado por cada latido (volumen sistólico regulados por el sistema nervioso autónomo y por mecanismos intrínsecos al sistema cardiovascular (Stuart 14ed) con el objetivo de mantener un gasto cardiaco óptimo (5.5Lxmin).

- El pulso responde al sistema de hemodinámica arterial, qué estudia la circulación en forma de fluido real, no newtoniano (viscosidad variable), en régimen pulsátil en arterias de gran calibre (Sáez-Pérez, 2008) y de respuesta patológica por efectos de estenosis (Edwards, 2004).
- Para el estudio correcto del flujo también debemos tener en cuenta variables como la resistencia del vaso y la velocidad con la que circula la sangre.

Propuesta de Larry y Wilmore

$$Q \text{ (flujo o caudal)} = \Delta P \ (P_1 - P_2) \ / \ R \text{ (resistencia)}$$

- *El flujo se define en volumen/minuto como: el volumen circulante por un segmento transversal del circuito en la unidad de tiempo.*

Sáez-Pérez (2008) describe en Distensibilidad arterial: un parámetro más para valorar el riesgo cardiovascular (SEMERGEN) el concepto por el *cual los vasos sanguíneos pueden distenderse y contraerse apropiadamente en respuesta a los cambios de volumen y de presión.*

El autor describe dos tipos:

- Distensibilidad capacitiva de las arterias grandes.

- Distensibilidad oscilatoria o reflexiva de las arterias más pequeñas y arteriolas localizadas periféricamente. ("Distensibilidad arterial: un parámetro más para valorar el riesgo ...")

Para el autor este podría ser un parámetro marcador de alteraciones cardiovasculares, siendo lo más relevante la velocidad de la onda del pulso.

La hemodinámica habitual va a responder a una forma de flujo vascular laminar pasando a una mecánica de flujo turbulento en regiones anatómicas con curvaturas pronunciadas, en regiones estrechadas o en bifurcaciones, así como con ciertas prácticas o actividades.

Ante esta situación debemos plantearnos cual es la hemodinámica propia ante situaciones de estrés prolongado derivado de procesos celulares, de una biomecánica sostenida o de movimientos repetitivos

Los cambios en la resistencia vascular se deben en gran medida a modificaciones del radio o diámetro de los vasos sanguíneos, dado que las condiciones de viscosidad de la sangre y la longitud de los vasos no cambian significativamente en condiciones normales. (Larry y Wilmore)

La regulación del flujo sanguíneo hacia los órganos se logra a través de cambios pequeños en el radio de los vasos sanguíneos provocados por vasoconstricción y vasodilatación permitiendo una mejor derivación del flujo sanguíneo hacia las zonas prioritarias por el sistema cardiovascular.

La mayor parte de la resistencia al flujo sanguíneo se producirá en las arteriolas, responsables del 70 al 80% del descenso de la presión arterial media y el control local del flujo sanguíneo. Los cambios desaparecen a nivel capilar siendo el flujo laminar y no turbulento.

Larry y Wilmore describen que:

- Aunque el flujo hacia los tejidos es controlado por cambios en el sistema arterial, la mayor parte del volumen sanguíneo reside en condiciones normales en el sistema venoso.

- El sistema venoso, tiene gran capacidad para acumular gran parte del volumen sanguíneo dado que las venas tienen escaso músculo liso vascular y son muy elásticas.

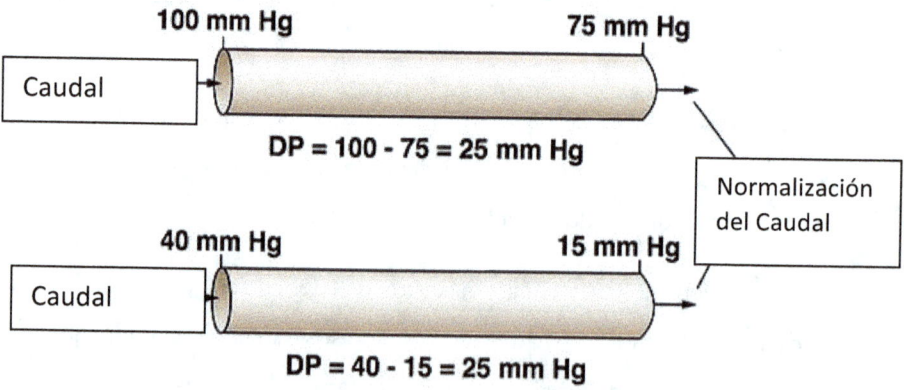

Esta modificación viene mediada por el control local de la resistencia vascular en respuesta a las necesidades metabólicas del tejido muscular, factores vasodilatadores relacionados con los iones potasio, ATP, ácido láctico y CO_2 (Guyton y Hall, 2016).

Hemodinámica, posturología y termografía

La conexión en red de la hemodinámica con la posturología es relevante, así como la capacidad de analizar estas relaciones a través de la termografía desde el tejido miofascial y los puntos Chapman.

Hasta finales del S.XX se pensó que el control de la gravedad extravestibular tenía una relación única y directa con los mecanorreceptores en las articulaciones, los músculos y la piel. Actualmente se ha podido observar que los riñones y el sistema cardiovascular están involucrados en proporcionar parte de información de gravedad con el eje del tronco.

Vaitl et al (1997) corroboraron además la hipótesis que la hemodinamia podría influir sobre los graviceptores y otras perturbaciones de otras aferencias viscerales.

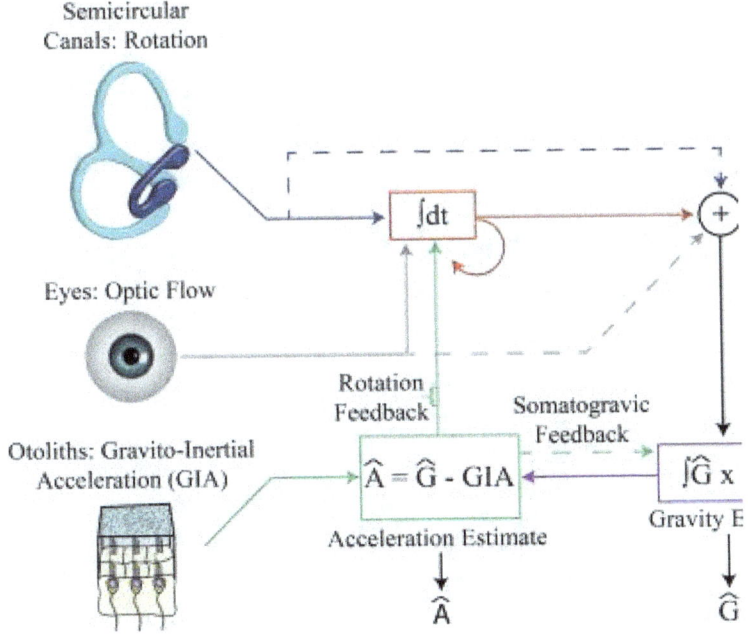

Los trabajos de Mittelstaedt ubicaron parte de los graviceptores en las últimas costillas y que la gravitación somática está mediada por dos entradas claramente localizadas, la primera que ingresa a la médula espinal en el undécimo segmento torácico y la segunda que llega al cráneo a través del sexto segmento cervical, presumiblemente a través del Nervio phrenicus o el N. vagus. El equilibrio podría estar relacionado con el flujo hemodinámico de la persona a través de vasos de gran calibre.

Esta relación conectaría directamente con la cosmovisión oriental de la Medicina Tradicional China que enlaza los riñones con el oído interno.

Otros aportes como los de Aoki (2000) deben hacernos plantear las posibles perturbaciones hemodinámicas como puede ser en los parámetros de la tensión arterial humana al introducir variables como actividades en movimiento e interaccionar variables como los graviceptores en posturas perturbadoras con giro de cabeza y movimiento

Hemodinámica y Tensegridad

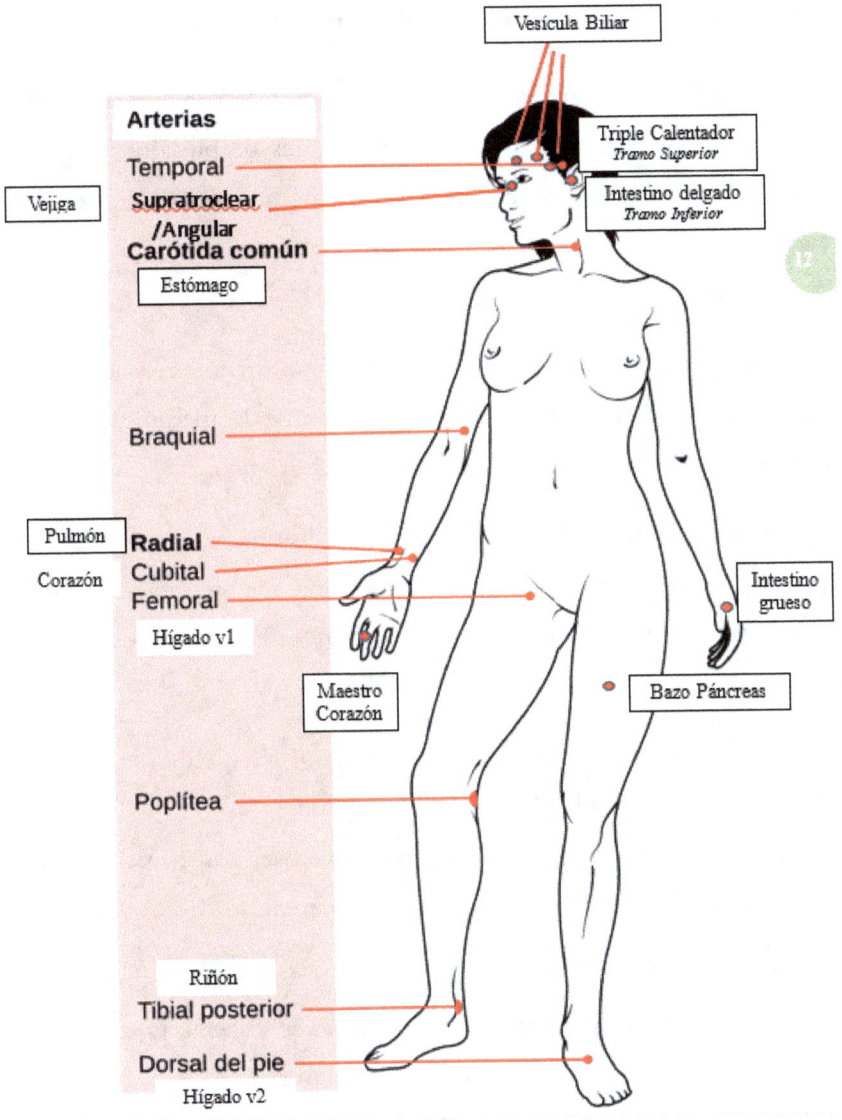

Ilustración 1 Hemodinámica y Tensgridad. De Fascia y reprogramación Neurobiomecánica. Ed eNatura 2022

Hemodinámica: alteración de diferentes estructuras vasculares y su relación con enfermedades.

En los estudios termográficos observaremos un juego de cadenas miofascial agonistas-antagonistas y respuestas contralerales de pulsión. El estado de salud de la cadena miofascial se relaciona hemodinámicamente y de manera inversa a través de la fuerza y el retraso de la onda pulsátil de la arteria homóloga contralateral.

Otras afectaciones que observaremos termográficamente relacionada con la salud visceral se relaciona con la disfunción de la mecánica osteopática craneal por una afectación del X nervio neumogástrico.

El osteópata francés Ricard propone que una distonía neurovegetativa global derivado de una orto-simpaticotonía produciría una afectación metamérica. Esta respuesta estaría derivada de procesos inflamatorios, infecciosos o quirúrgicos y repercutiría en varias posibilidades:

1. Adherencias y restricción de la movilidad con emisión de la información a la fibra sensitiva aferente.
2. Bombardeo nocioceptivo hacia la médula, con aumento del tono segmentario por parte del sistema Gamma.

Esto facilitaría el estudio termográfico que recogería la asimetría térmica por las implicaciones subclínicas de carácter visceral: un deterioro del retorno veno-linfático con congestión del órgano.

Relación entre tensegridad y hemodinámica en Termografía

Podemos establecer una relación de *prognosis* entre un pulso arterial alterado y una afectación visceral. *¿esto indica que una afectación pulsológica tiene una correlación directa con una lesión orgánica?* No a corto plazo, la pulsología habla del estado de la estructura vascular que establece una proyección del estado de la cadena cinética. Para confirmar la afectación se debe llevar a cabo un estudio termográfico de los puntos Chapman y/o neurolinfáticosafectados.

Alteraciones hemodinámicas que pueden afectar al estudio Termográfico

El abordaje con prescripción clínica de fármacos o suplementación con fitoterapia, nutracéuticos,… también puede generar una modificación de la pulsología general por afectación de la mecánica de fluidos y viscosidad de la sangre, por regulación de la frecuencia cardíaca (plantas adaptógenas, micronutrición,…)

- Tratamientos farmacológicos
- Actividad física
- Estados salud mental alterados
- Disfunción respiratoria
- Sistema inmunológico alterado
- Cambios en la temperatura ambiental
- Niveles de glucógeno
- Enfermedad cardiovascular
- Deshidratación
- Cambio postural

Relación de la piel con el estudio termográfico.

Se han ideado varios modelos matemáticos para calcular la temperatura de la superficie de la piel de una extremidad. Para este cálculo se tiene en cuenta el flujo de sangre a través de esta. Muchos de dichos modelos se basan en una clasificación por componentes: el sistema pasivo y el sistema activo.

El componente pasivo describe las propiedades térmicas del cuerpo humano. El componente activo describe el mecanismo regulador del flujo sanguíneo a través del cuerpo humano. Un ejemplo de este componente sería la temperatura central del cuerpo y la temperatura de las manos.

Componentes pasivos

En la mayoría de los modelos, se considera que los componentes pasivos están compuestos por segmentos angulares cilíndricos y esféricos, juntos describen las propiedades térmicas del cuerpo humano. Normalmente, las siguientes partes tienen una representación cilíndrica: la cabeza, el tórax, los brazos, las manos, los dedos, las piernas y los pies.

La ecuación de biocalor de Pennes es un modelo matemático del sistema pasivo que se usa ampliamente en la actualidad. Relaciona la transferencia de energía del flujo sanguíneo con la temperatura resultante del tejido circundante. Este lecho capilar dentro del tejido puede verse como un charco de sangre debido a la baja velocidad de la sangre en el lecho capilar y la gran área de intercambio de calor.

Termografía. Temperaturas medias corporales.

Aunque sigue siendo una tecnología disruptiva y de escasa implantación en consulta, la investigación en termografía data de una gran trayectoria. Recojo aquí las temperaturas medias corporales que nos permitan entender tanto la asimetría térmica corporal, como aquellos datos de regiones anatómicas únicas.

See discussions, stats, and author profiles for this publication at: https://www.researchgate.net/publication/252018377

Thermographic atlas of the human body

Article · June 2011
DOI: 10.1109/INES.2011.5954785

Diferencias de temperatura contralaterales (izquierda vs. derecha) de varios segmentos del cuerpo en sujetos humanos sin diagnóstico médico.

segmento del cuerpo	Diferencia de temperatura media (°C)
Frente	0.12
Mejilla	0.18
Tórax	0.14
Abdomen	0.18
Cuello (posterior)	0.15
Lumbar (espalda)	0.25
Troncal promedio	0.17
Brazo (bíceps)	0.13
Palma (medial)	0.23
Muslo (anterior)	0.11
Muslo (posterior)	0.15
Pie (dorsal)	0.30
Promedio de puntas de los dedos	0.38
Promedio de puntas de los pies	0.50

Intervalos de temperaturas según Sexo

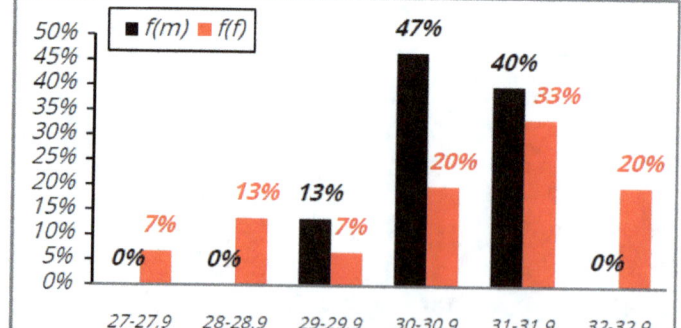

Figura 6 Temperatura de comparación entre voluntarios masculinos y femeninos; vista en plano frontal desde el lado ventral.

El Modelo de CRPS1 como modelo de estudio de Termografía.

El estudio llevado a cabo sobre esta enfermedad puede servir de ayuda y apoyo en la investigación de los fundamentos termográficos. El CRPS1 describe el Síndrome doloroso regional complejo tipo 1. Se refiere a una patología dolorosa que cursa con un proceso inicial de inflamación neurogénica periférica. Actualmente se conoce la importancia de la actividad antidrómica de las fibras C por la liberación de neuropéptidos y mediadores amplificadores del proceso.

Los estudios llevados a cabo con termografía sobre pacientes que cursan con esta lesión nos han permitido entender mucho mejor cómo funciona la termografía desde una perspectiva de la biología molecular.

Los mecanismos celulares relacionados dentro del proceso aferente implicado en CRPS1 son:

- Inflamación mediada por células inmunitarias. Las terminaciones nerviosas desencadenan la liberación de neuropéptidos en la parte proximal de los nervios, muy probablemente a través de la Fibras sensoriales C y Aδ8,9 ,TNFα, IL6 y fibras aferentes)
- Neuroinflamación y elevación de la extravasación de péptidos.
- Alteraciones endoteliales vasculares locales. Alteración de la endotolina-1 (ET-1) y óxido nítrico (NO) en pacientes diagnosticados de CRPS1 crónico.

Los mecanismos eferentes se pueden dividir en cambios sensoriales, vasomotores, sudomotores y motores. Centrándonos en los cambios vasomotores podemos distinguir entre cambios en la fase y salida simpática tónica. El sistema nervioso simpático utiliza los neurotransmisores norepinefrina,

neuropéptido Y y trifosfato de adenosina. Como resultado de un proceso neuroinflamatorio continuo,

se producen cambios en el asta dorsal y en los centros superiores en los que las neuronas se transmiten de unas a otras.

Estos cambios en la transmisión resultan en diferentes salida eferente. Otra indicación de que está involucrado un mecanismo central puede derivarse del hecho de que los pacientes muestran una mayor producción de sudor en la extremidad CRPS1.

Esto no puede ser causado por un mecanismo periférico porque, a diferencia de los vasos sanguíneos, las glándulas sudoríparas no inician la denervación que resulta en hipersensibilidad. Sin embargo, la microneurografía no muestra salida simpática hiperactiva y los niveles de catecolaminas venosas están reducidos en la extremidad afectada..

En circunstancias fisiológicas, el sistema simpático regula a la baja los niveles de citocinas proinflamatorias mediante la activación de los receptores B2.

En la inflamación crónica hay una regulación a la baja de los receptores B2 y una regulación al alza de los receptores A1. Esto a su vez da como resultado niveles más altos de citocinas proinflamatorias. En conjunto, estas alteraciones y su efecto sobre el flujo sanguíneo se refleja en la temperatura superficial de la piel.

Una vez conocida la relación hemodinámica y siendo conscientes que muchas de las enfermedades cursan con procesos Low Grade Inflamation podríamos apostar que la termografía es capaz de visibilizar estos procesos inflamatorios de bajo grado.

Termografía y Salud mental en la aplicación de la Medicina Integrativa.

Unos de los aspectos más relevantes y frecuentes en consulta es la situación de estrés, un eje transversal a multitud de enfermedades. ¿Existen mecanismos para poder llevar a cabo un análisis no invasivo del estrés?

Algunos estudios llevados a cabo con animales de laboratorio describen cambios en la temperatura nasal. Por ejemplo se observa una reducción de la temperatura nasal ante situaciones de agresividad y un aumento de la temperatura nasal tras la exposición a estímulos emocionales positivos (llamadas de comida). Estudios en humanos muestran que el esfuerzo mental puede hacer descender la temperatura facial.

La actividad mental tiene una respuesta idéntica a la respuesta de estrés, que produce un proceso de vasoconstricción en la nariz sin relación alguna a actividad física.

Otros trabajos, ya con humanos, describen cambios termográficos a ante emociones tales como: alegría, asco, ira, miedo y tristeza. Los estudios termográficos pueden determinarse tanto desde el plano facial como cambios en las temperaturas de todo el cuerpo recogiendo ciertos parámetros homogéneos que se suelen reproducir.

El efecto Pinocho

Una serie de estudios llevados a cabo por Salazar-López y cols., 2015 de la Universidad de Munich en colaboración con la Universidad de Granada describieron una serie de interesantes eventos:

-La tristeza se asocia con un patrón de descenso de temperatura en algunas regiones de la cara.

La temperatura de la nariz se reduce ante situaciones de contagio emocional, tanto positivas como negativas, y que el termograma cuando observamos las emociones de otros varía más dependiendo de la intensidad de esa emoción que del sentido, positivo o negativo, de la misma.

La activación de la memoria también produce cambios bruscos de temperatura, de hasta 1.1 grado. Este estudio se llevó a cabo con personas creyentes cuando estaban rezando. También se comprobó que aquellos actos de conversación con Dios donde no influye la memoria supone un incremento de la temperatura de la nariz de 1.6° C.

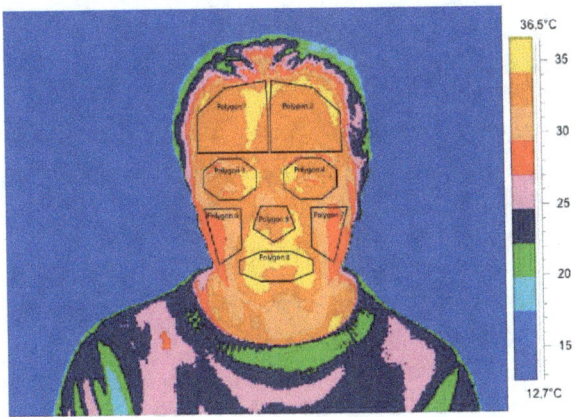

Fuente: Salazar y Milán (2016) La piel subjetiva: estudio de las emociones a través de la termografía

Termografía facial en otros ámbitos nos podrían dar pistas de la relación posible entre la región medial del cráneo y su conexión con el SNC y una posible conexión del simpático.

Un estudio llevado a cabo Clark et al. describen los cambios de temperatura al generar cierto desafíos relacionados con pruebas de alergias alimentarias(2007). Todos los hallazgos descritos se daban alrededor de la delimitación sagital del cuerpo.

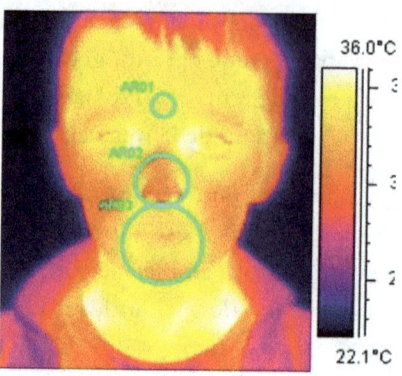

Ilustración 2 (Clarck et al 2017)

Como buen integrativo y dado mis conocimientos en Medicina China, no puedo dejar de ver paralelismos con los sistemas facial Reading de la MTC y la cartografía oriental de recorridos de meridianos.

A este respecto existe un trabajo muy interesante: Human emotions detection based on a smart-thermal system of thermographic images. Publicado en Infrared Physics & Technology,. Los autores Cruz-Albarran, et al. (2017) expusieron a diferentes personas a las emociones más elementales con el fin de poder establecer una posible correlación termográfica y cartográfica.

Llevar a cabo una cartografía válida para todo el mundo resulta compleja. Las emociones tienden a relacionarse entre sí, combinando múltiples variables siguiendo las diferentes leyes de generación y control. Desde una perspectiva fisiológica contemplaríamos un respuesta agonista-antagonista de cadenas fasciales.

En el estudio los autores describen lo siguiente:

- Las emociones como disgusto presentan un incremento de la temperatura en la mejilla con disminución de la temperatura en la región maxilar y región nasal, con variaciones según los casos.
- Los sentimientos de miedo produjeron una disminución de la temperatura en la frente, maxilar y nariz.
- La ira produjo un incremento de la temperatura de la frente y una disminución de la temperatura maxilar y de la nariz la temperatura.

- Los sentimientos de Tristeza presentaron un incremento de la temperatura de la mejillas.

Desde una perspectiva técnica como termografista, echo de menos un mayor filtrado de la imagen. A través del software de trabajo tenemos la capacidad de filtrar al máximo las temperaturas que hubiera permitido un mejor cribado cartográfico. Por otro lado estos estudios no describen los diferentes aspecto cosmetológicos y de sudado según tipología de la piel que se puede dar en los sujetos.

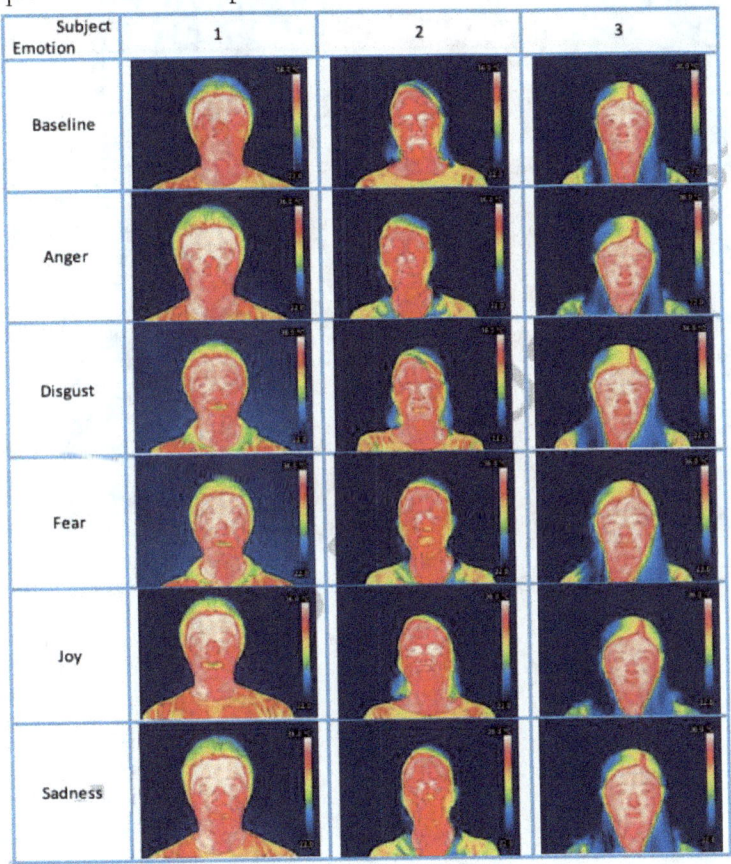

Muchos estudios coinciden en lo recogido anteriormente. Los investigadores de Nottingham encontraron que el efecto es más pronunciado por encima de los senos paranasales, alrededor de la nariz y que las temperaturas faciales se reducen a medida que los participantes realizan tareas de dificultad mental creciente. Los resultados muestran que cuando las personas se concentran en una tarea, su frecuencia respiratoria cambia a medida que el sistema nervioso autónomo se hace cargo. También puede haber una desviación del flujo sanguíneo de la cara a la corteza cerebral a medida que aumenta la demanda mental. Sería muy interesante correlacionar todos estos hallazgo con los movimientos sacádicos oculares.

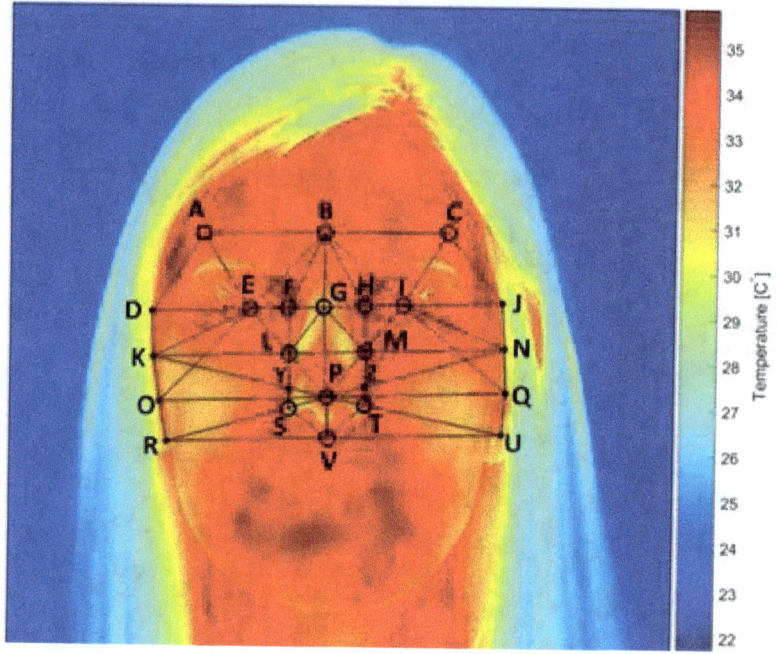

	Emotions				
Regions	Fear	Joy	Anger	Disgust	Sadness
Nose	⬇	⬇	⬇	⬇	⬇
Cheeks	*	*	*	⬆	⬆
Forehead	⬇	*	⬆	*	⬇
Maxillary	⬇	⬇	⬇	⬇	⬇

Ilustración 3 Resumen asimetrías térmicas Cruz-Albarran, et al. (2017)

En el caso de estudios de correlación termografía y variabilidad de la frecuencia cardiaca también se recogen algunos hallazgos muy interesantes (Di Credico et al. 2022) sobre tres ROI ubicados en la glabela (G), la punta de la nariz (NT) y las fosas nasales (N).

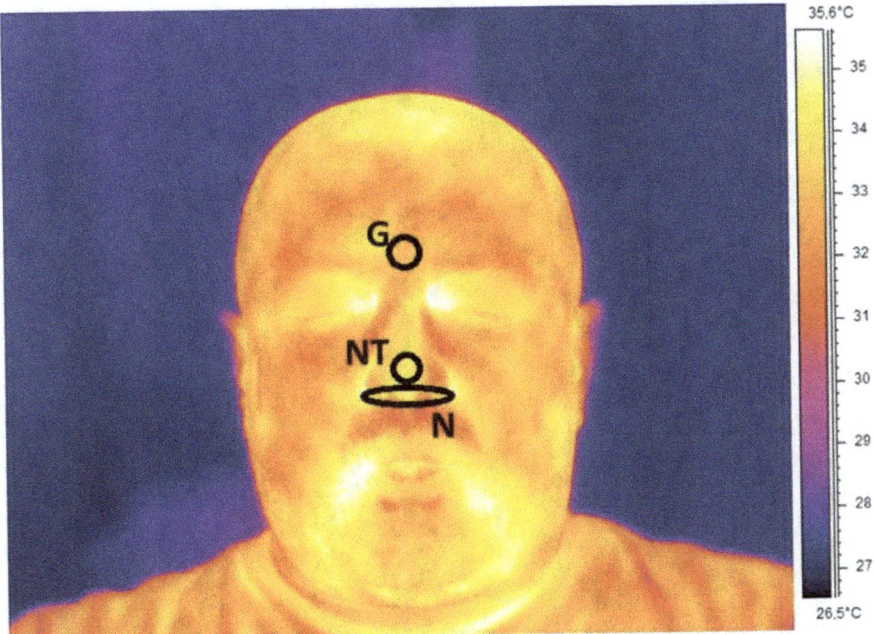

Las cartografías faciales pueden ser muy interesantes de cruzar con el estudio termográfico de microsistemas (oreja, lengua o pies, cráneos) y a su vez con los neurolinfáticos que también describo en el libro con el fin de llevar a cabo un estudio en conjunto.

También existen relaciones entre el tipo de pulso detectado y la psique del individuo. Esto podría explicarse desde el estatus neurohormonal de la persona vagotónica. Así, un pulso percibido de forma ténue va a ser característico de un carácter de una persona agotada, con poca energía o cierta labilidad emocional.

Este estatus y su correlación hemodinámica afecta a toda la cadena miofascial y deberemos plantear el estado de la cadena antagonista.

Bases para un correcto estudio termográfico

Principio de asimetría

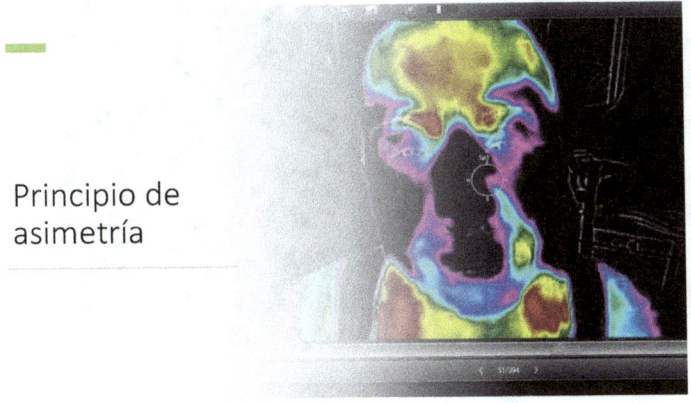

El principio de asimetría rige sobre todo para aquellas estructuras anatómicas que tienen una bilateralidad en el cuerpo humano como las extremidades o que pueden hacer de espejo como son los rasgos faciales dividiendo la cara desde la línea sagital medial.

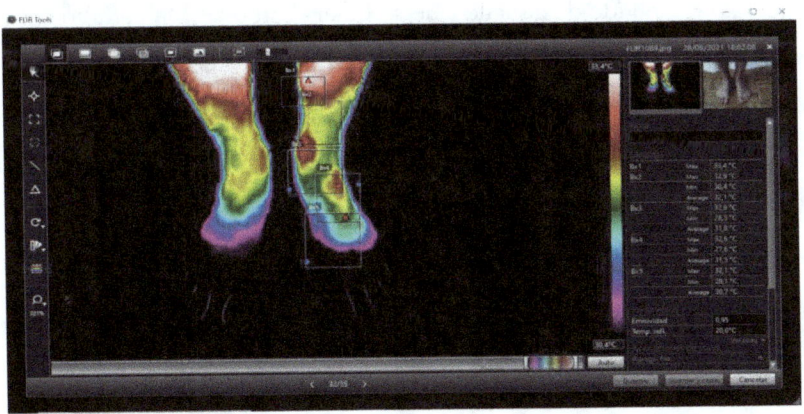

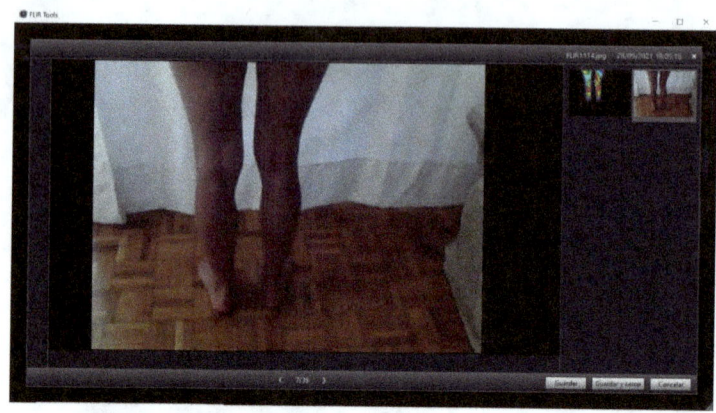

Principio de globalidad:

Ningún termograma puede ser leído ajeno a la anamnesis y al resto de termogramas, lo cuales deben de ser estudiados desde la perspectiva de la historia clínica y la cosmovisión propia del terapeuta.

Estático o dinaámico. ¿Es el ejercicio un sesgo para llevar a cabo una termografía? Dpende de aquello que se quiera estudiar. Un estudio sobre la postura en movimiento o el movimiento analítico precisará de cambiar de todos los parámetros que se describen en este libro. Nada es erróneo si se fundamenta de forma técnica el motivo por el cual se hace.

Termografía dinámica: Deporte

Termografía estática: vagotonia, estudio endocrino, posturología

¿Cómo se interpreta un termograma?

La interpretación de las imágenes térmicas se basa en el conocimiento de la termografía y su relación con los sistemas y procesos fisiológicos humanos. La interpretación proporciona información sobre el funcionamiento normal y anormal de los sistemas nervioso sensorial y simpático, el sistema vascular, el sistema musculoesquelético, el sistema endocrino y los procesos inflamatorios locales. La combinación de la información obtenida de las imágenes térmicas con los datos clínicos permite la formación de una impresión clínica.

MTC. Puntos Mo y/o Neurolinfáticos (dx de lesion visceral)

El uso de los punto sneurolinfáticos permite conocer la posible afectación visceral de un ´rogano más allá de la emisión térmica propia de este que puede ser afectada por capas de adiposidad visceral.

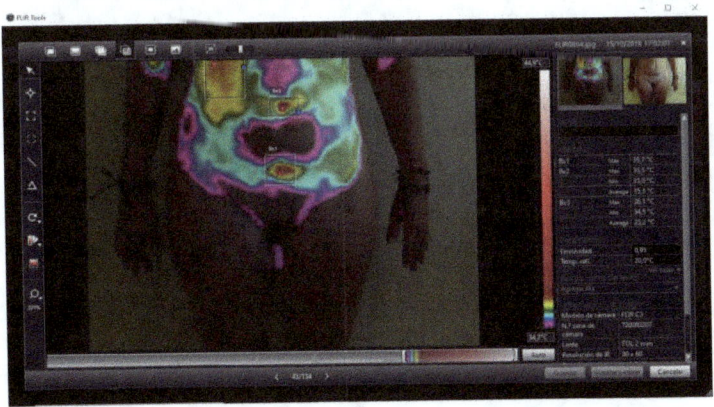

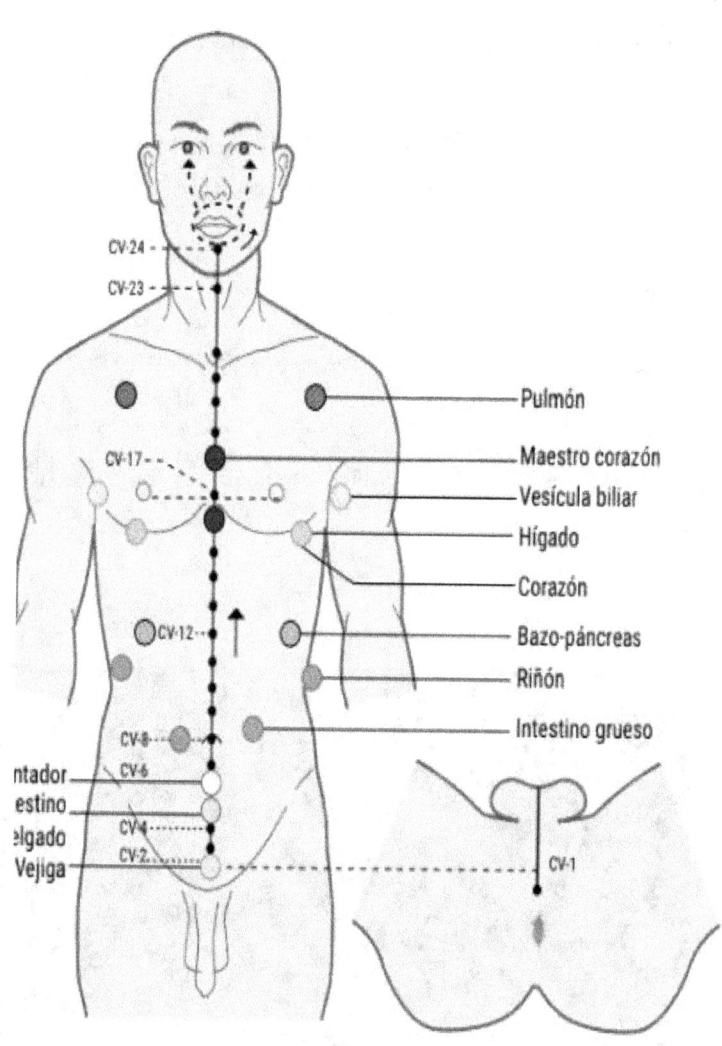

Paralelismos en las lecturas termográficas con las escuelas orientales

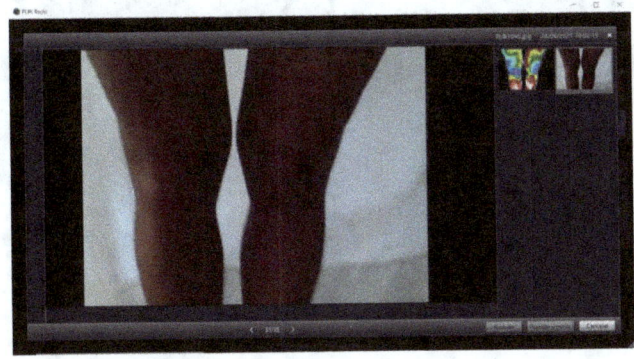

Afectación de meridiano hepático

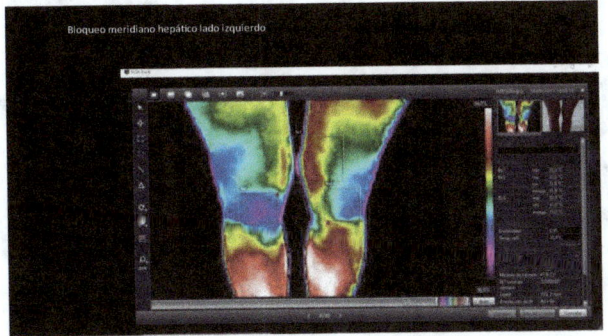

Afectación en los puntos 3H

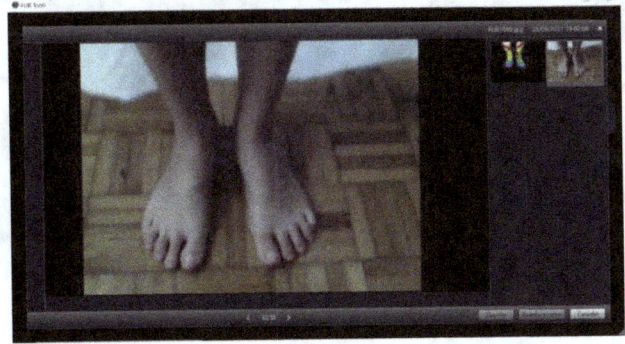

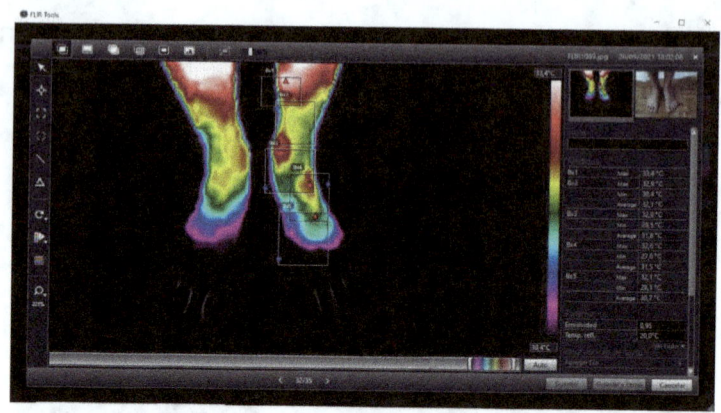

Disfunción gástrica e intestinal

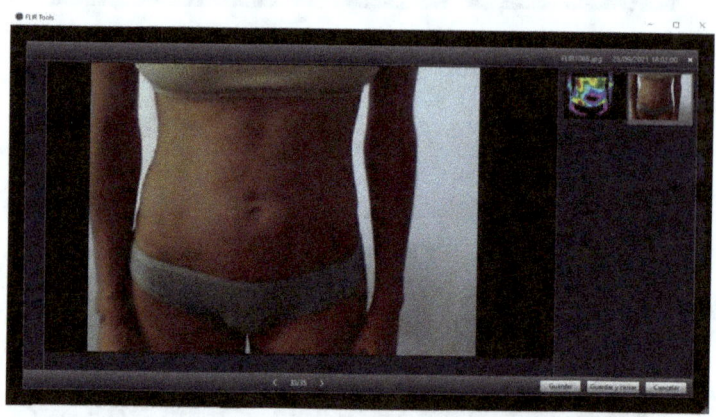

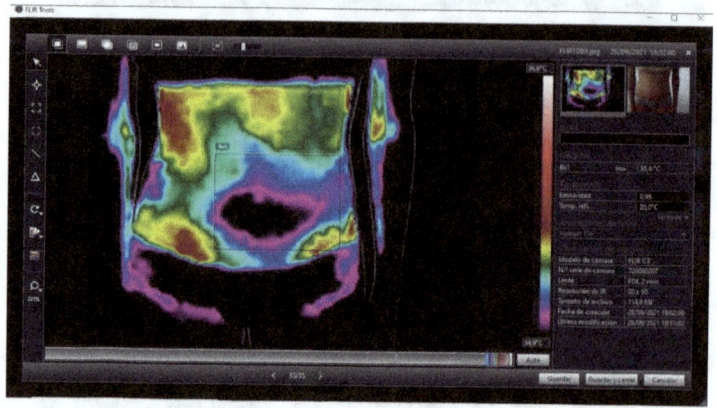

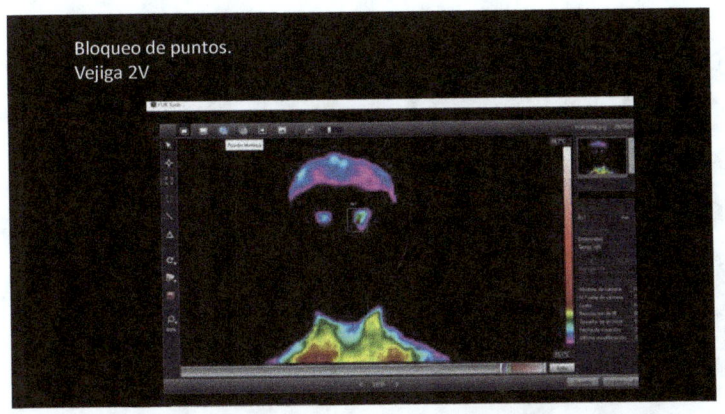

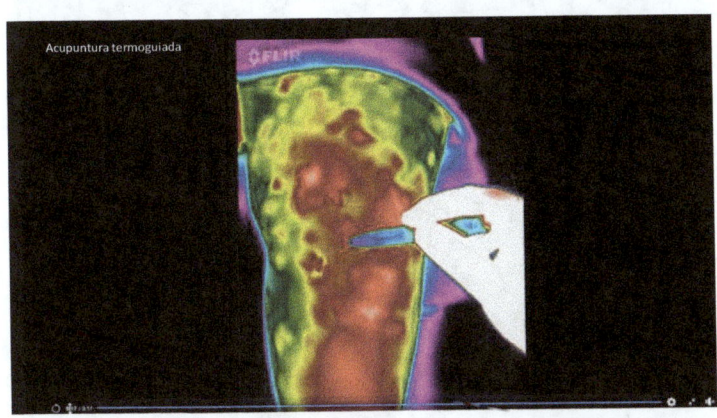

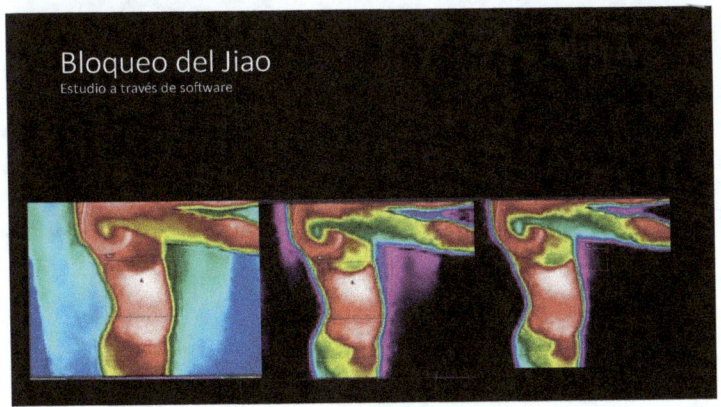

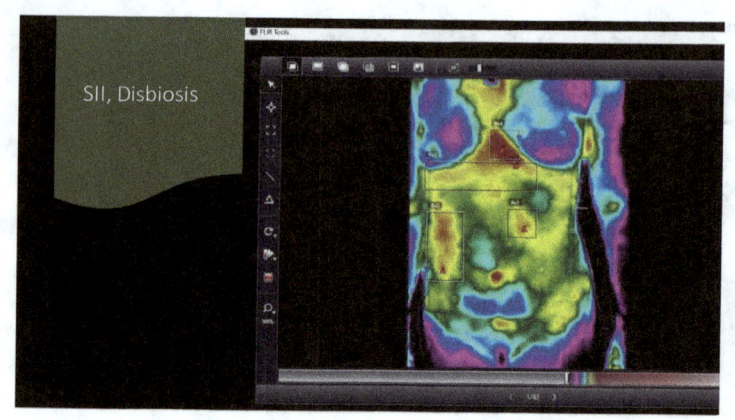

SII, Disbiosis

Estudio Transversal

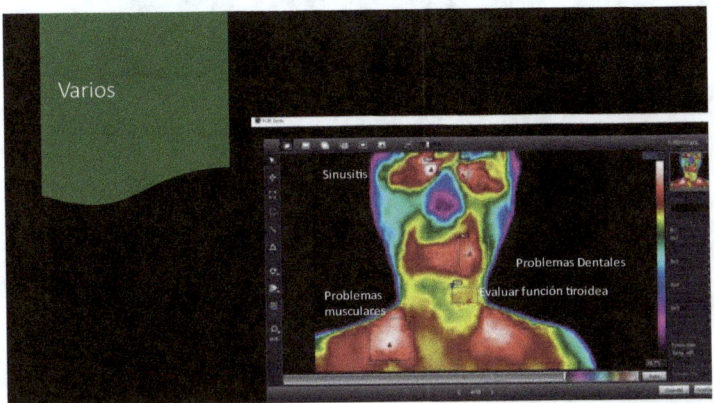

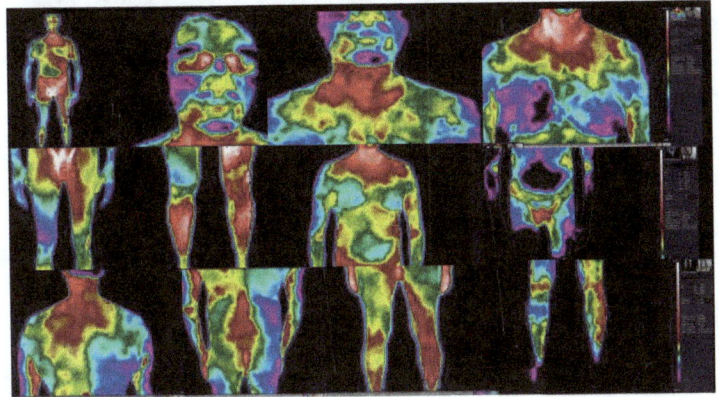

Termografía en bipedestación ¿alineada o natural?

Como todo tiene su razonamiento. Desde una perspectiva anatómica lo ideal es seguir un patrón como haríamos una radiografía con el fin de establecer una estandarización del estudio. Por otro lado, permitir que la persona se sitúe en posturas bipedestación donde se encuentran cómodas permiten averiguar las compensaciones anatómicas que el cuerpo lleva a cabo.

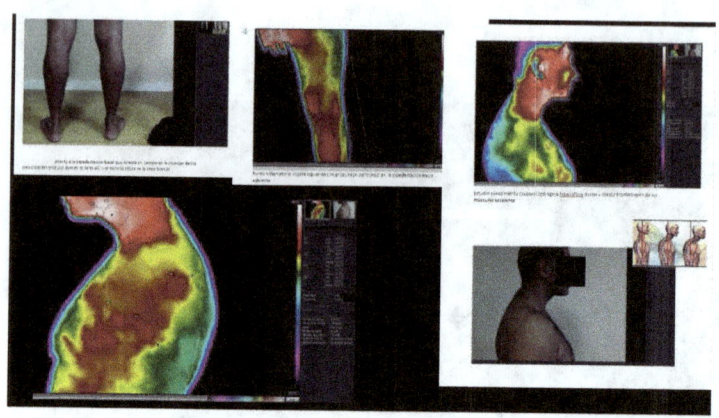

Termografía de Lengua

La termografía es una herramienta con capacidad de aplicación a diferentes disciplinas. La lengua ha sido estudiada por múltiples culturas desde la antigüedad. La ciencia a partir de la termografía le ha dado proporcionado la inquietud necesaria para su estudio.

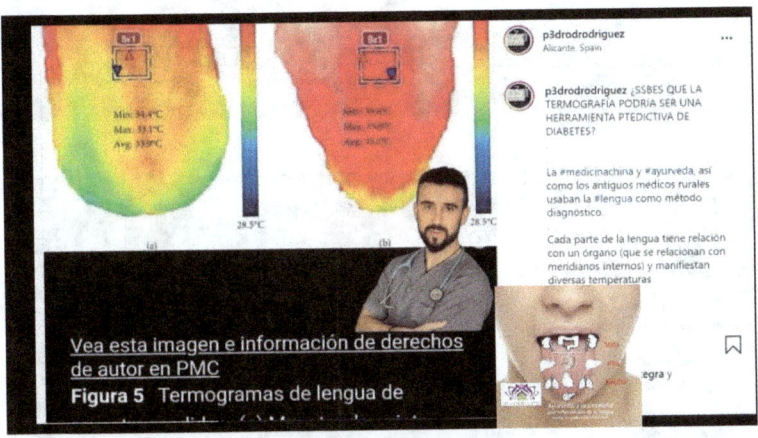

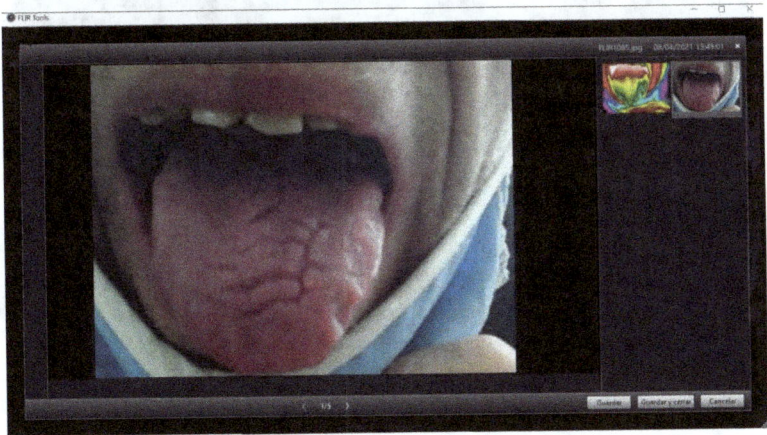

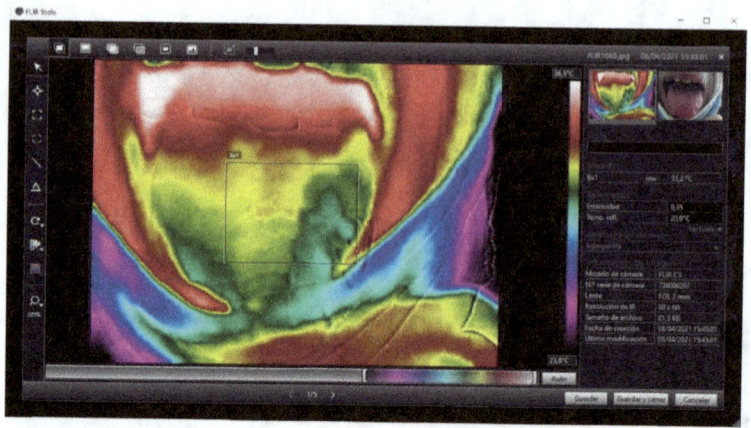
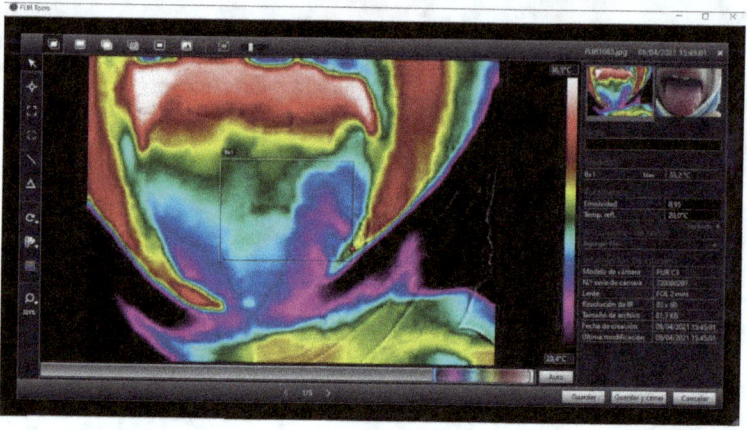

Tipos de termografía

La termografía se puede subdividir en cuatro categorías principales: de contacto eléctrico, discriminación de temperatura cutánea, termografía de cristal líquido y termografía por emisión de infrarrojos.

En la termografía de contacto eléctrico, se utiliza un solo elemento o conjuntos de transductores para medir la temperatura de la superficie del sujeto en contacto. Esta técnica a veces sirve como referencia para la TIR, aunque debe tenerse en cuenta que una presión excesiva del sensor puede alterar el flujo sanguíneo y, por lo tanto, cambiar la temperatura. El umbral de discriminación de la temperatura cutánea es una medida de la función de las fibras nerviosas pequeñas. Esta técnica podría utilizarse para el diagnóstico precoz de sujetos diabéticos.

En el caso de la termografía de cristal líquido, el dispositivo consta de láminas de goma flexibles dentro de las cuales se disponen cristales líquidos. Ésta técnica requiere un contacto direto y precisa de mucho tiempo para recoger los datos. Los cristales líquidos cambian de color debido al cambio de temperatura y el patrón resultante representa la distribución de temperatura de la superficie del cuerpo.

La IRT es la técnica que aprendí y he utilizado desde el principio. La radiación térmica emitida por una superficie es detectada por una cámara infrarroja y la intensidad de la radiación emitida se convierte en temperatura. La medición puede ser estática o dinámica. En el primer caso, se monitorea la distribución instantánea de temperatura, mientras que en el último caso, se monitorea la variación temporal de la distribución de temperatura. Se adquieren una serie de imágenes térmicas, que constituyen una serie temporal de temperatura. La dinámica se analiza cuantitativamente realizando la transformada rápida de Fourier (FFT) de la serie temporal de temperatura.

¿Cómo hacer correctamente un termograma?

La temperatura es una variable dinámica difícil de controlar para ello las condiciones ambientales de la sala deben ajustarse a los atributos termodinámicos requeridos para la adquisición de imágenes térmicas.

La habitación en sí debe ser de tamaño adecuado para mantener una temperatura homogénea. Debe haber suficiente espacio para la colocación del equipo y la libertad de movimiento tanto para el técnico como para el paciente.

También debe ser lo suficientemente grande como para permitir que los pacientes de todos los tamaños se coloquen adecuadamente para cada imagen anatómica.

Una sala de aproximadamente 20 metros cuadrados es adecuada para cumplir con estos requisitos.

Las habitaciones más grandes también se pueden usar siempre y cuando se pueda mantener una temperatura ambiente estable. Durante el examen, el paciente debe ser capaz de ser colocado relativamente equidistante y adecuadamente espaciado de cada pared.

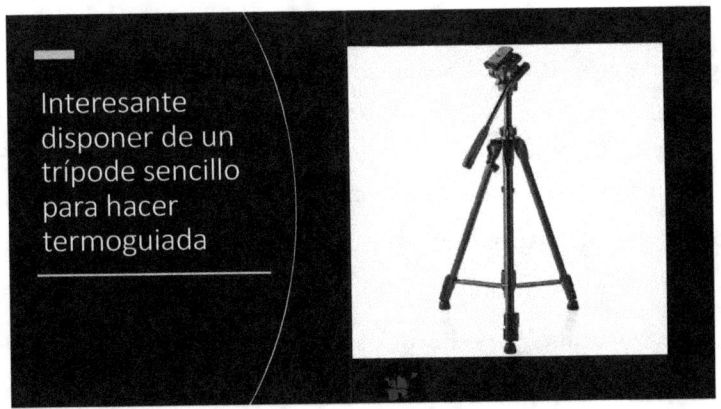

Interesante disponer de un trípode sencillo para hacer termoguiada

El día antes del examen

Con el fin de eliminar los posibles artefactos térmicos y mejorar la precisión de las imágenes el paciente debe seguir unas instrucciones básicas No tomar el sol de la zona a ser visualizada 5 días antes del examen. No use lociones, cremas, polvos o maquillaje en el área del cuerpo para ser visualizado el día del examen. Para imágenes de la parte superior del cuerpo, no usar desodorantes o antitranspirantes el día del examen. Si las áreas del cuerpo incluidas en las imágenes deben ser afeitadas, esto debe hacerse la noche antes del examen o por lo menos 4 horas antes del examen. No realizar terapia física, EMS, TENS, tratamiento de ultrasonido, acupuntura, quiropráctica, estimulación física, uso de paquete caliente o frío durante 24 horas antes del examen. No hacer ejercicio 4 horas antes del examen.

Antes del termograma

No bañarse 1 hora antes del examen. Si no está contraindicado por el médico del paciente, evite el uso de analgésicos y fármacos vasoactivos el día del examen. El paciente debe consultar con su médico antes de cambiar el uso de cualquier medicamento. Para imágenes de mama, si el paciente está amamantando deben tratar de amamantar tan lejos de una hora antes del examen como sea posible.

Antes de la obtención de imágenes, el cuerpo del paciente debe tener suficiente tiempo para equilibrarse con las condiciones ambientales del laboratorio de tal manera que pueda alcanzarse un estado fisiológico constante aproximado del equilibrio termodinámico. Debe observarse un período de equilibrio mínimo de 15 minutos.

Durante el período de equilibrio, y el examen subsiguiente, el área a ser visualizada debe permanecer totalmente descubierta de ropa o joyas. Para proporcionar un nivel de intimidad antes de ciertos exámenes, se puede usar un camisón poroso y holgado durante el período de equilibrio siempre que no restrinja el flujo de aire ni contraiga la superficie de la piel de ninguna manera que produzca un resultado artificial en el termograma. Pueden requerirse procedimientos especiales de vestimenta, específicos de la clínica o examen, y están permitidos siempre y cuando se cumplan las estipulaciones anteriores.

Condiciones experimentales utilizadas por varios grupos de investigación para la grabación de imágenes térmicas infrarrojas.

Investigadores	Año	Objeto del estudio	Condiciones experimentales	
			Temperatura ambiente de la habitación (°C)	Tiempo de aclimatación (min)
Bagavathiappan et al.	2010	Neuropatía diabética	25	5
Bouzida et al.	2009	Termorregulación	24 ± 2	10
Parque et al.	2007	Síndrome de pinzamiento del hombro	19–21	15
sol et al.	2006	Pies diabéticos de riesgo	21 ± 1	15–20
Hosaki et al.	2002	Circulación periférica en sujetos con diabetes mellitus	20	15
Gratt y Anbar	1998	Teletermografía facial	21–23	15
Amstrong et al.	1997	Pie diabético de alto riesgo	21 ± 2	15
Branemark et al.	1967	Sujetos con diabetes mellitus	18–20	15–20

Termografía de senos.

Los senos deben permanecer descubiertos durante todo el período de equilibrio, y el examen posterior, con el fin de evitar los artefactos de contacto. Debido a la anatomía individual de cada paciente, puede ser necesario un posicionamiento especial durante el período de equilibrio y el examen. Durante el equilibrio de la imagen de la mama, los últimos 5-10 minutos del período deben ser gastados con el paciente colocando sus manos sobre su cabeza para levantar los pechos para la exposición superficial adecuada de la superficie. Dependiendo de la anatomía del paciente individual, esta postura puede necesitar modificaciones adicionales durante el período de aclimatación.

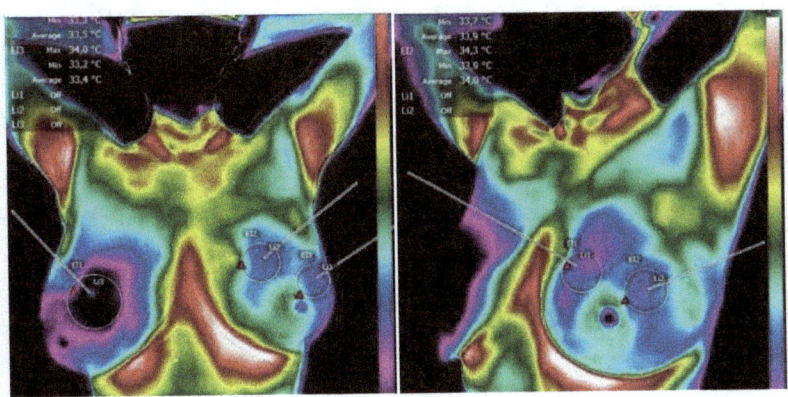

Podemos destacar los siguientes PROS de la termografía relacionados con el cáncer de mama:

- Mayor especificidad en la detección de tumores de mama benignos en comparación con la mamografía (Hashemi et al. 2019).
- Permite la detección precoz del cáncer de mama (Kuhl C. K. et al., 2017).
- Económico (Omranipour R. et al. 2016; Kolarić, D. et al. 2013) Resultados inmediatos, sin acceso venoso ni radiación (Hashemi et al. 2019; Singh, D., & Singh, A. K., 2019).
- La inteligencia artificial utilizando redes neuronales profundas para analizar los termogramas muestra mejores resultados y parece ser una estrategia de análisis con un futuro prometedor (Mambou et al., 2018).
- La imagen infrarroja funcional tridimensional (3DIRI) funciona independientemente de la densidad mamaria y genera mapas vasculares tridimensionales de la mama para detectar la asimetría de la vasculatura periférica de la mama, así como variaciones en la morfología vascular, densidad, y tasa de perfusión entre las mamas. (Hellgren R.J., et al 2019).

Los CONTRAS de termografía infrarroja con respecto al cáncer de mama son:

La falta de conocimiento y experiencia en el uso de esta técnica por parte de los médicos (Hellgren R.J., et al. 2019; Hashemi et al. 2019; Ng, E. K., 2009)

Se requieren condiciones específicas para la correcta utilización de la termografía (Hashemi et al.2019)

La termografía tiene un 52-61% de sensibilidad en comparación con 70,6 – 94% de la mamografía (Hashemi et al.2019; Williams et al. 1990; Omranipour R. et al.2016)

Menor especificidad en comparación con la ecografía, con 78,5% y 95,3% respectivamente (Alikhassi A. et al. 2018)

Una mala reputación en el campo de la medicina (Moskowitz et al. 1976; Fitzgerald A. & amp; Berentson-Shaw J., 2012).

Qué hacer tras el Termograma:

Tras la toma es posible que se puede realizar un examen clínico después de la termografía para correlacionar hallazgos específicos. El examen puede incluir inspección visual, palpación, análisis neurológico, ortopédico u otras formas de análisis que el clínico intérprete considere necesarias

Una serie termográfica consiste en una o más imágenes, capturadas en medios de archivo, que permiten la evaluación de la superficie corporal relevante para el propósito del examen. Cada serie termográfica debe incluir todas o tantas superficies corporales como sea posible que sean relevantes para la queja y sintomatología del paciente, junto con cualquier área anatómica y fisiológicamente relacionada. Una sola serie termográfica se considera adecuada para el análisis si se realiza bajo las condiciones previamente descritas.

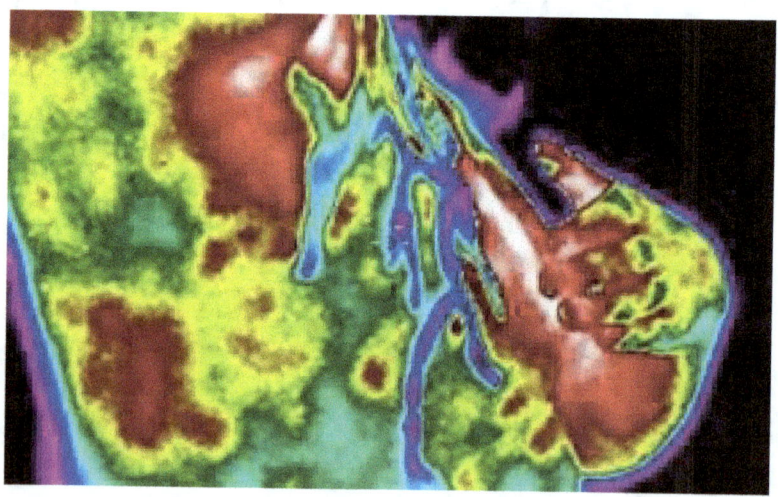

Termografía Dinámica y desafío termorregulador

- Se pueden llevar a cabo estudios adicionales: estudios de estrés que impliquen exacerbación de síntomas, desafío termorregulador o aerosol de alcohol (por ejemplo, estudios tiroideos) siguiendo una serie termográfica de referencia.

- El uso de un desafío termorregulador (también conocido como desafío en frío) se define como termografía dinámica. El procedimiento implica el uso de un estímulo frío (agua de hielo o estímulo de temperatura equivalente) aplicado a las manos, pies o mitad inferior de la columna torácica central. La prueba se realiza comúnmente a través de la inmersión de manos o pies en un baño de agua de hielo durante un mínimo de 45 segundos (o hasta tolerancia al dolor) seguido de imágenes repetidas (se puede usar un único estudio duplicado o una serie de enfriamiento / área (s) en estudio.

- El agua más caliente (por ejemplo, el agua del grifo en las zonas climáticas templadas) puede no proporcionar un estímulo suficientemente fuerte al sistema nervioso simpático y se considera cuestionable en cuanto a su fiabilidad. El desafío de termorregulación puede añadirse a un examen para aclarar la extensión del sistema nervioso » s en un proceso patológico sospechoso. La ____adición de esta prueba depende de la discreción del médico intérprete y no del técnico.

- Con respecto a la imagen térmica de los senos, tanto el flujo de aire directo a la mama (ventiladores) como el agua helada (mano, pies o estímulo del área de la columna torácica) se han utilizado como reto termorregulador en muchos estudios de imagen térmica desde principios de los años setenta. Los estudios han demostrado que el uso de ventiladores dirigidos a los senos generalmente produce un efecto superficial mientras que el agua helada (mano, pies o estímulo del área de la columna torácica) causa un reflejo simpático mediado por el sistema nervioso central que da como resultado una vasoconstricción.

- El uso de ventiladores también puede introducir muchas variables que no se pueden controlar por lo que podría afectar negativamente a la calidad de las imágenes. El uso del desafío termorregulador en la imagen térmica de mama fue pensado para mejorar la detección del proceso neoangiogénico. Sin embargo, una revisión de la literatura no apoya un aumento en la sensibilidad o especificidad con el uso de esta prueba. En consecuencia, la adición de la prueba termorreguladora no es obligatoria con la imagen térmica de mama.

Documentación:

Cada imagen termográfica, capturada en medios de archivo, debe contener una indicación de la vista anatómica junto con la siguiente información mínima; ya sea incluido con la imagen original o inmediatamente rastreable a otros documentos archivados:

El termograma se debe presentar por escrito y debe incluir como mínimo la siguiente información:

Dirección y número de teléfono de la instalación de generación de imágenes
Nombre y edad del paciente
Fecha de examen
Datos clínicos
Sintomatología
Hallazgos termográficos relevantes
Impresión
Recomendaciones (si procede)
Firma del intérprete calificado (escrito a mano o procesado electrónicamente)

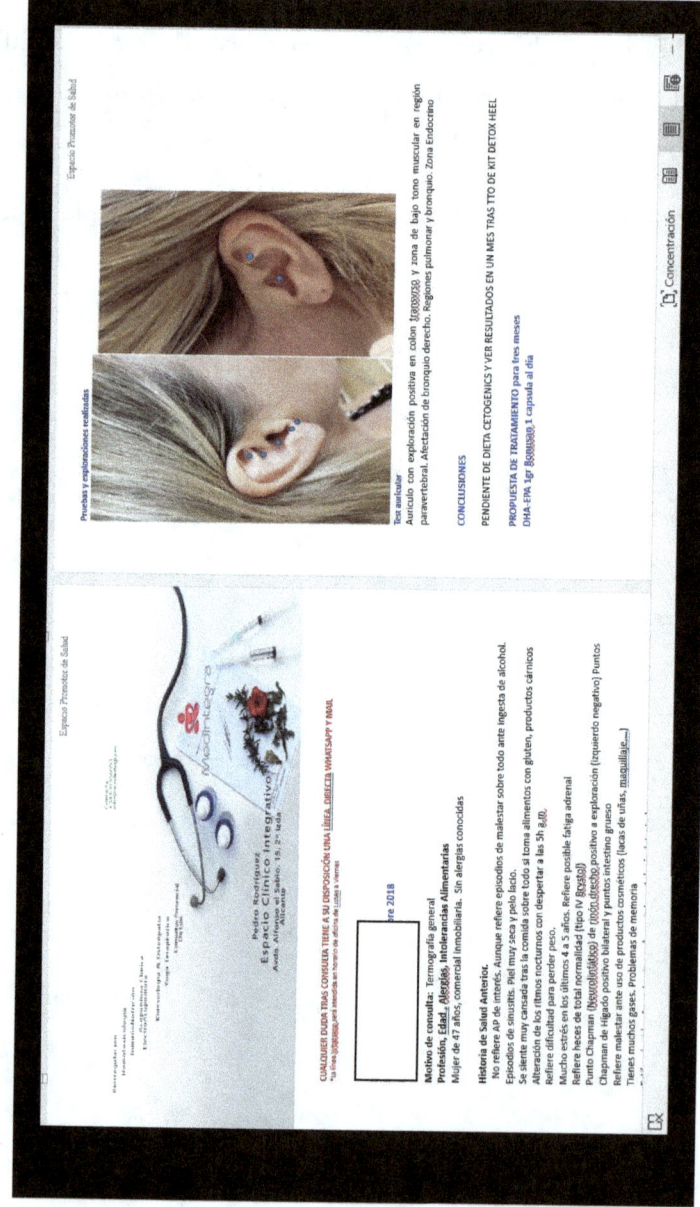

Pedro Rodríguez
Espacio Clínico Integrativo
Avda. Alfonso el Sabio, 15, 2ª Izda
Alicante

CUALQUIER DUDA TRAS CONSULTA TIENE A SU DISPOSICIÓN UNA LÍNEA DIRECTA WHATSAPP Y MAIL

...bre 2018

Motivo de consulta: Termografía general
Profesión, Edad, Alergias, Intolerancias Alimentarias
Mujer de 47 años, comercial inmobiliaria. Sin alergias conocidas

Historia de Salud Anterior.
No refiere AP de interés. Aunque refiere episodios de malestar sobre todo ante ingesta de alcohol.
Episodios de sinusitis. Piel muy seca y pelo lacio.
Se siente muy cansada tras la comida sobre todo si toma alimentos con gluten, productos cárnicos
Alteración de los ritmos nocturnos con despertar a las 5h a.m.
Refiere dificultad para perder peso.
Mucho estrés en los últimos 4 a 5 años. Refiere posible fatiga adrenal
Refiere haces de total normalidad (tipo IV Brystol)
Punto Chapman (Neurolinfático) de colon derecho positivo a exploración (izquierdo negativo) Puntos
Chapman de Hígado positivo bilateral y puntos intestino grueso
Refiere malestar ante uso de productos cosméticos (lacas de uñas, maquillaje...)
Tienes muchos gases. Problemas de memoria

Pruebas y exploraciones realizadas

Test auricular
Aurículo con exploración positiva en colon transverso y zona de bajo tono muscular en región paravertebral. Afectación de bronquio derecho. Regiones pulmonar y bronquio. Zona Endocrino

CONCLUSIONES
PENDIENTE DE DIETA CETOGENICS Y VER RESULTADOS EN UN MES TRAS TTO DE KIT DETOX HEEL

PROPUESTA DE TRATAMIENTO para tres meses
DHA-EPA 1gr Bonusan 1 capsula al día

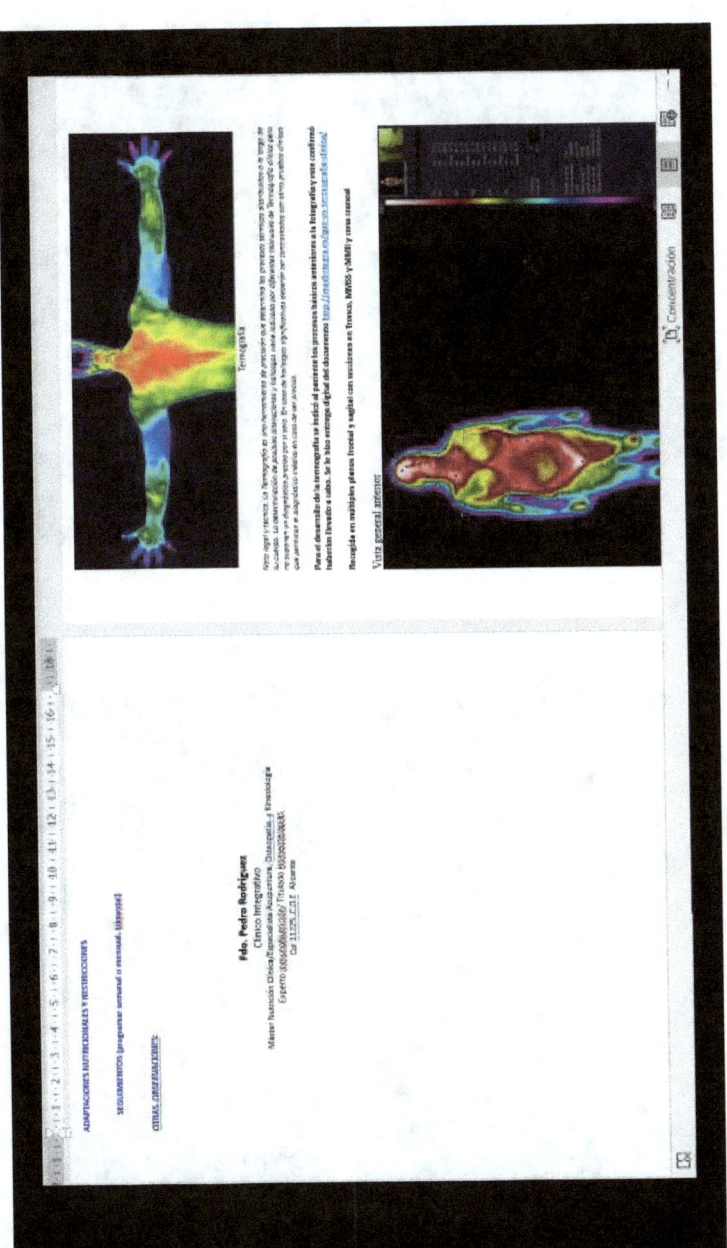

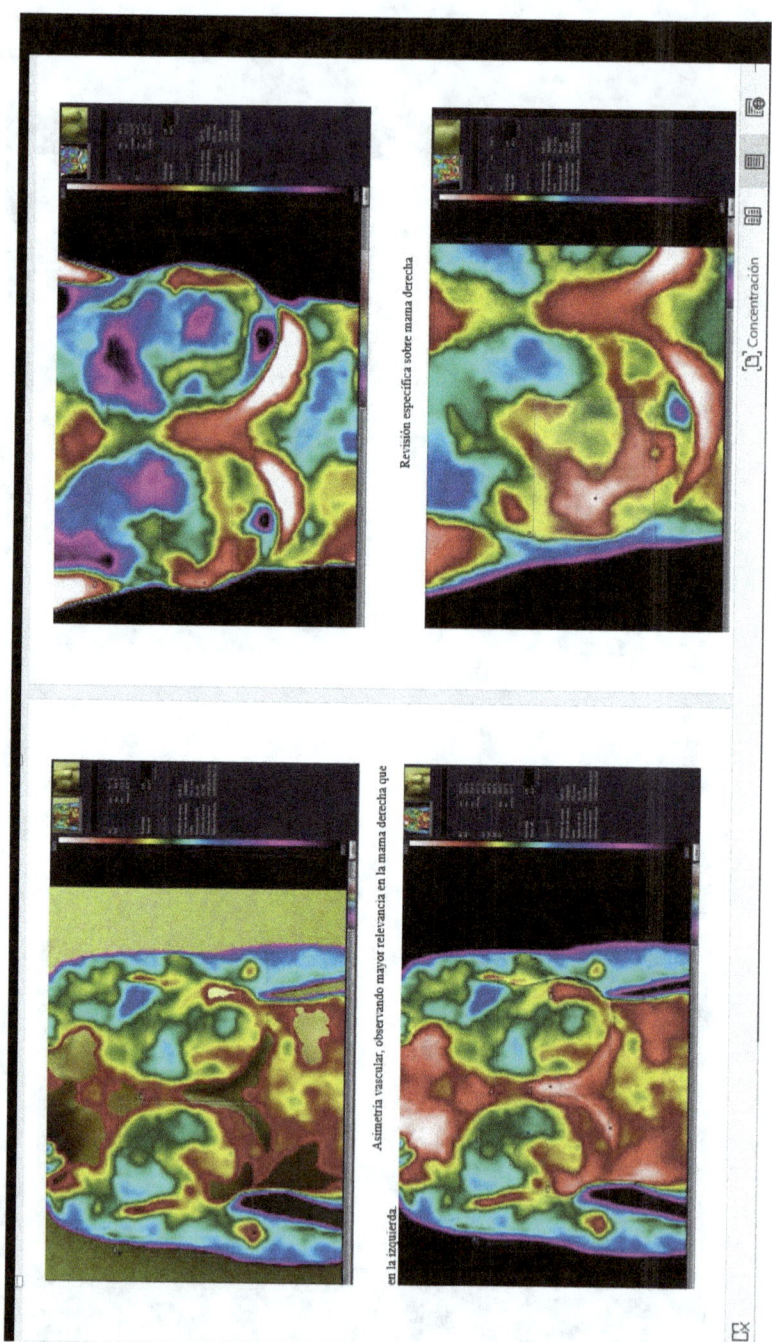

Revisión específica sobre mama derecha

Asimetría vascular, observando mayor relevancia en la mama derecha que en la izquierda.

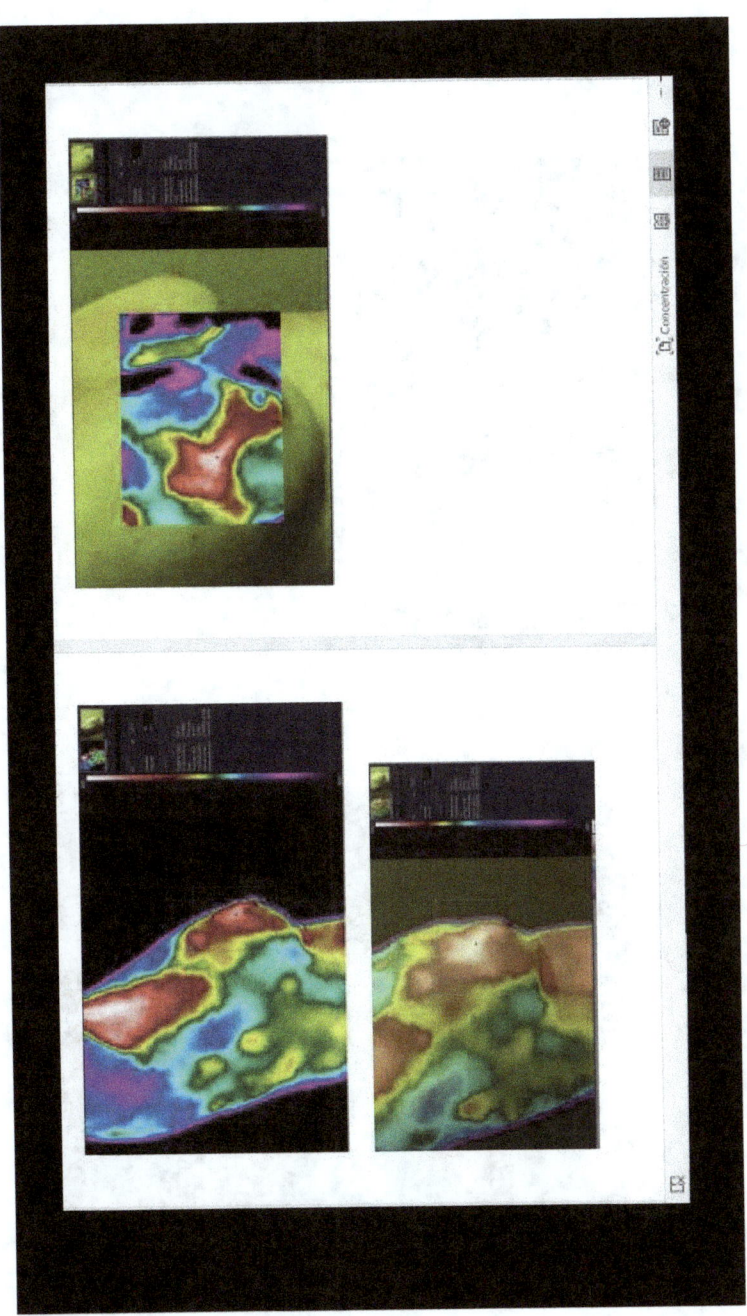

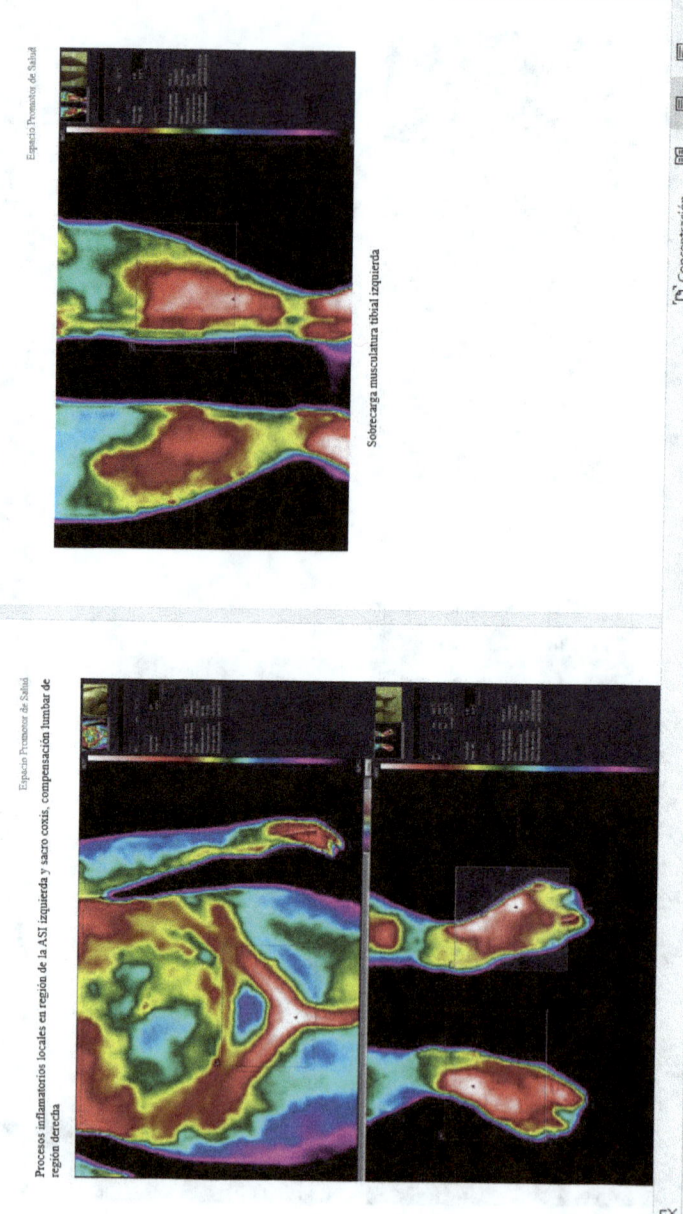

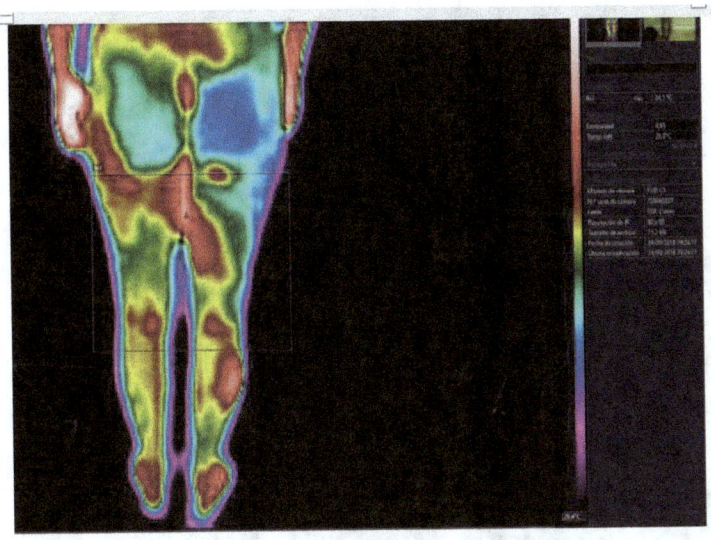

Disfunción de la articulación sacroilíaca izquierda(ASI) que se confirma en exploración manual con alteración de los rotadores externos. Se observa una compensación en la pisada con el fin de mantener equilibrio en la bipedestación

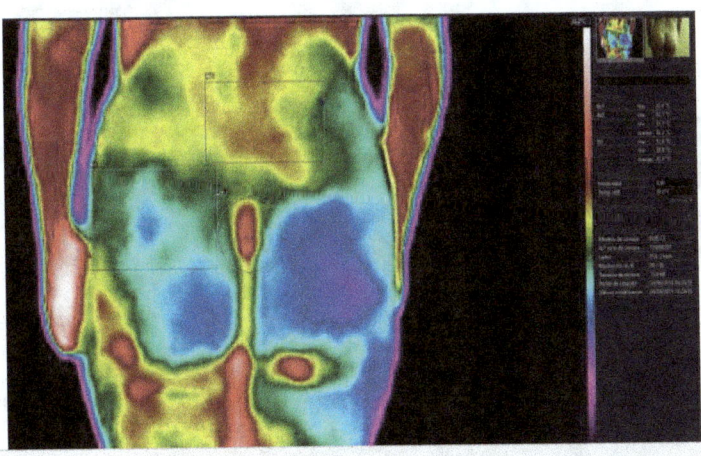

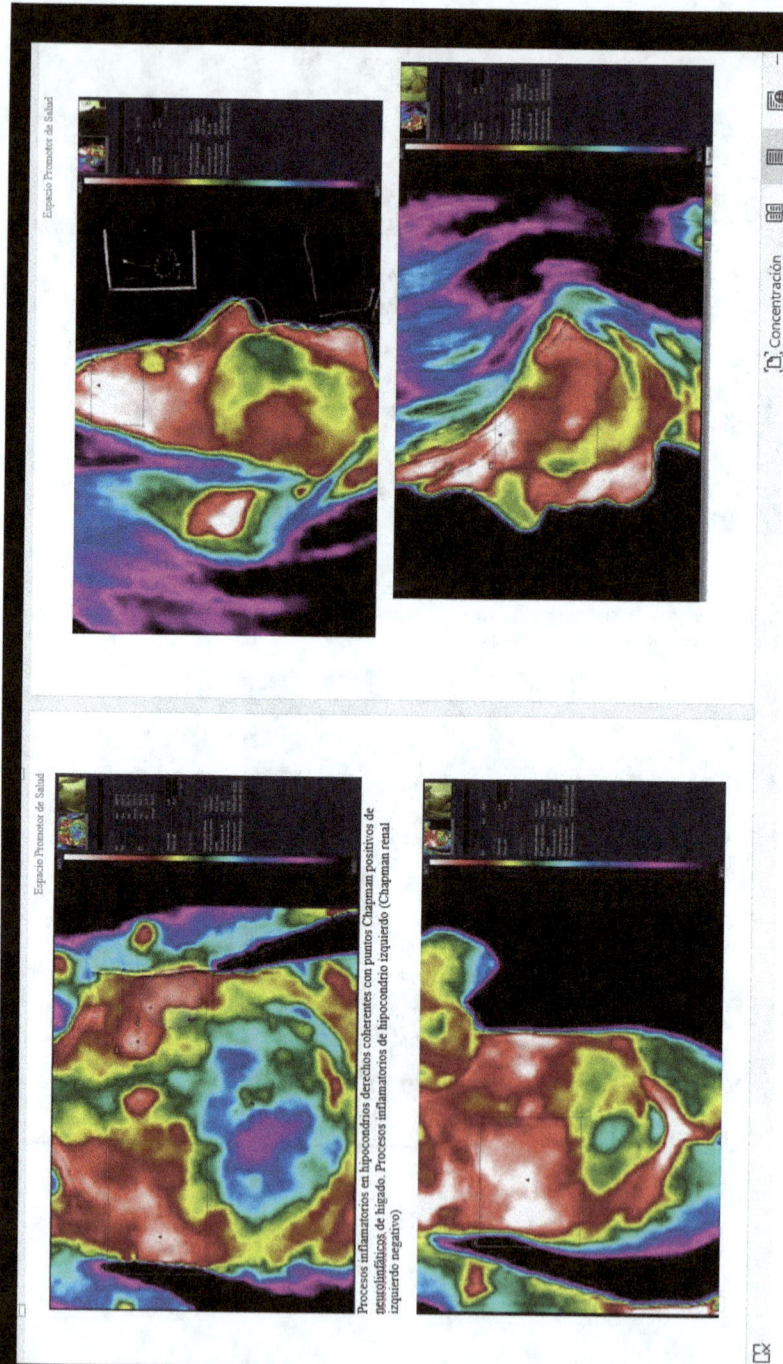

Procesos inflamatorios en hipocondrios derechos coherentes con puntos Chapman positivos de neurolinfáticos de hígado. Procesos inflamatorios de hipocondrio izquierdo (Chapman renal izquierdo negativo)

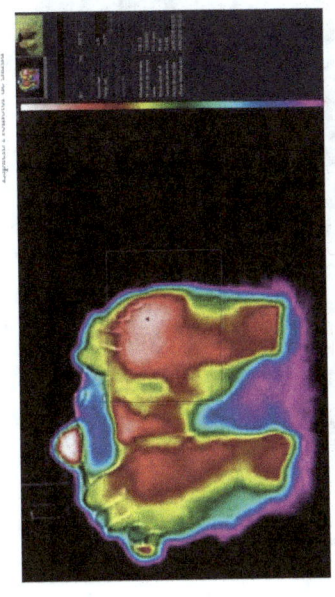
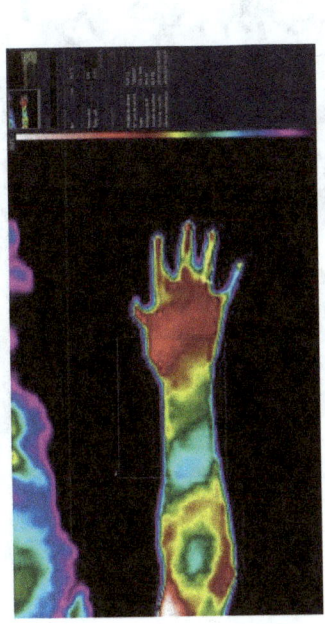
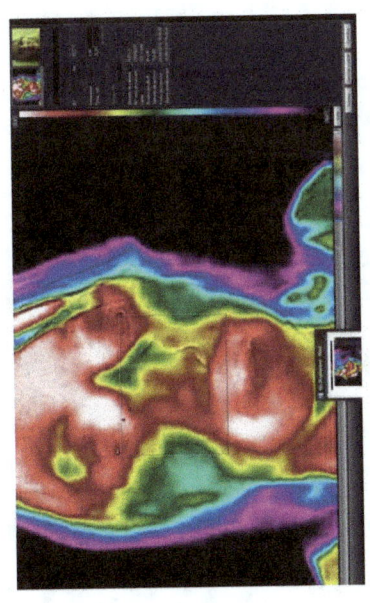
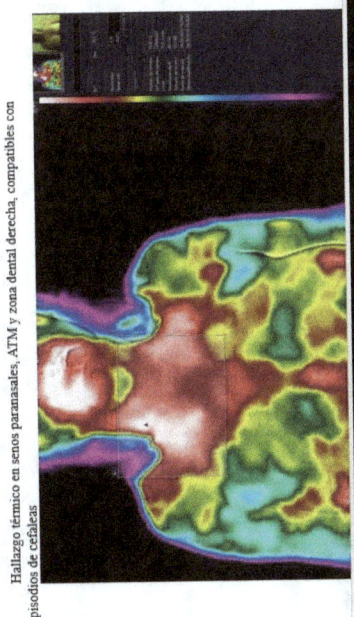

Hallazgo térmico en senos paranasales, ATM y zona dental derecha, compatibles con episodios de cefaleas

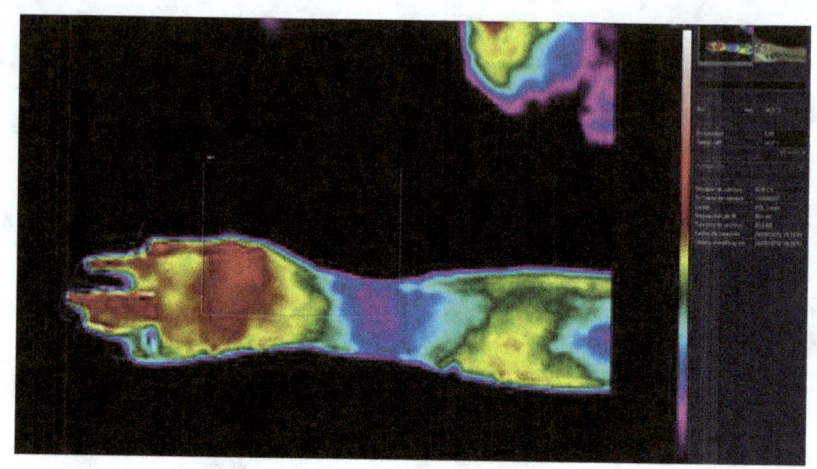

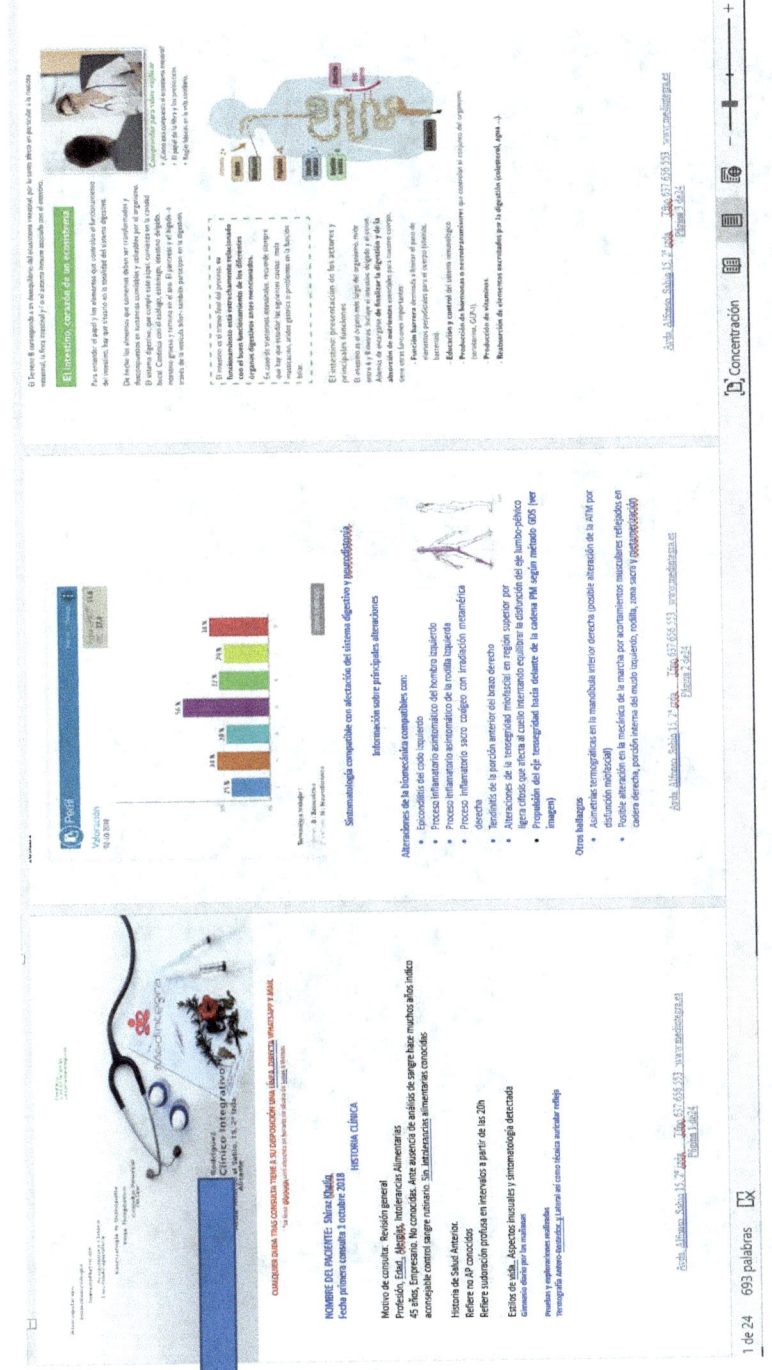

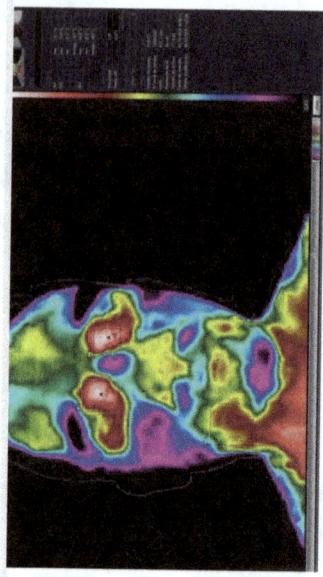
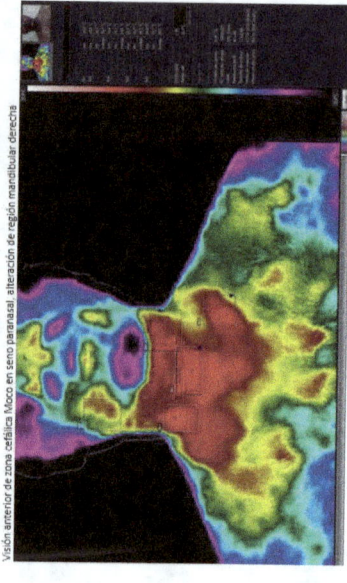

Visión anterior de zona cefálica. Moco en seno paranasal, alteración de región mandibular derecha

Visión anterior de cuello y zona superior de tórax, se constata proceso inflamatorio en región mandibular (descartar ATM) y proceso inflamatorio de cuello en persona hipertiroidea.

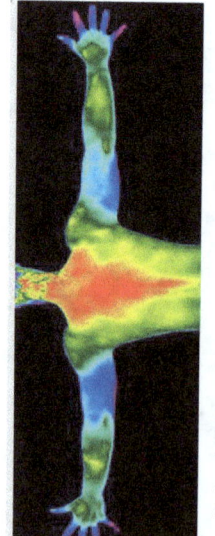
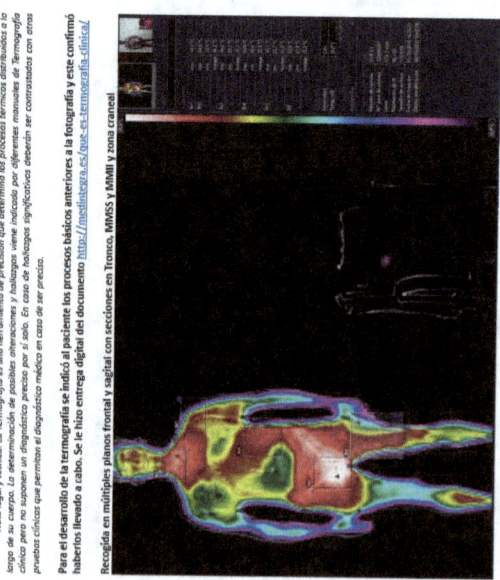

Nota legal y técnica. La Termografía es una herramienta de precisión que determina los procesos térmicos distribuidos a lo largo de su cuerpo. La determinación de posibles alteraciones y hallazgos viene indicado por diferentes manuales de Termografía clínica pero no suponen un diagnóstico preciso por sí solo. En caso de hallazgos significativos deberán ser contrastados con otras pruebas clínicas que permitan el diagnóstico médico en caso de ser preciso.

Para el desarrollo de la termografía se indicó al paciente los procesos básicos anteriores a la fotografía y este confirmó haberlos llevado a cabo. Se le hizo entrega digital del documento https://medinterpra.es/que-es-termografia-clinica/

Recogida en múltiples planos frontal y sagital con secciones en Tronco, MMSS y MMII y zona craneal

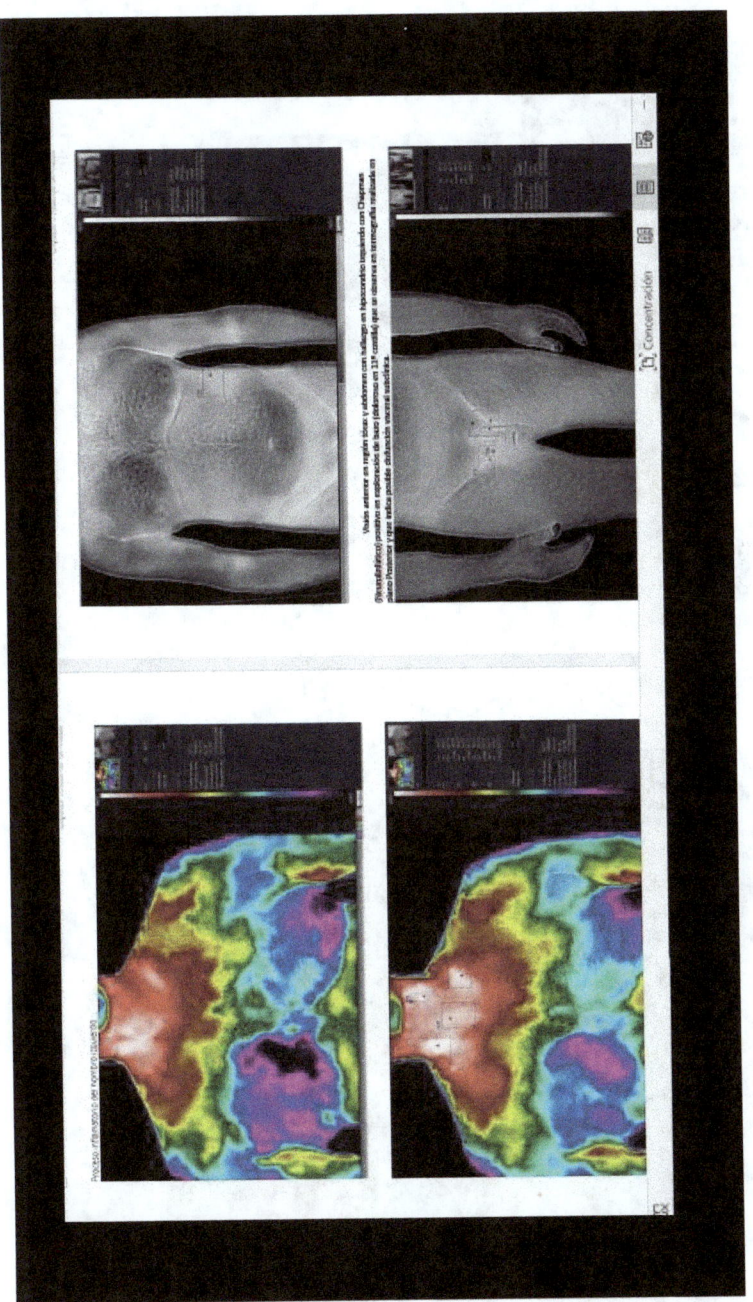

Visión anterior en región tóraco y abdomen con hallazgo en hipocondrio izquierdo con Chapman secundario positivo en exploración de bazo (dolomen en 11ª costilla) que se observa en termografía realizada en plano Posterior y que indica posible disfunción visceral subclínica.

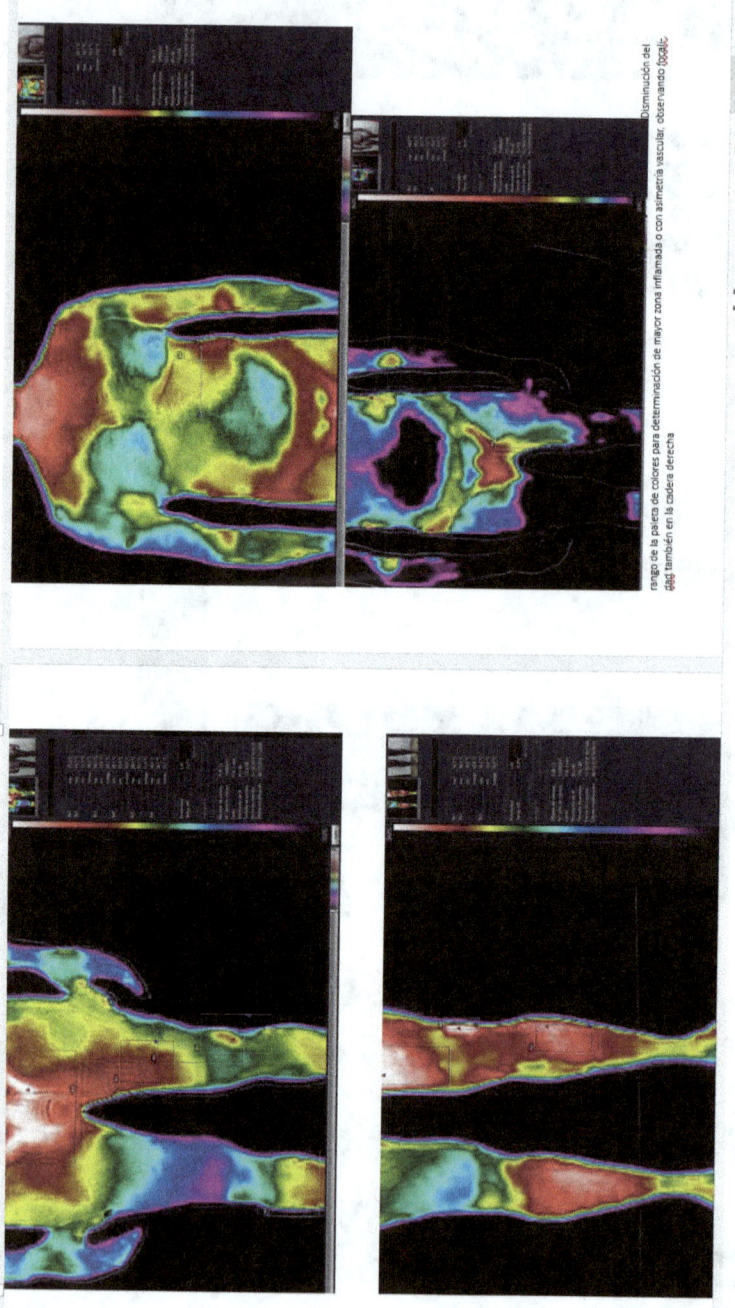

rango de la paleta de colores para determinación de mayor zona inflamada o con asimetría vascular, observando Disminución del flujo también en la cadera derecha

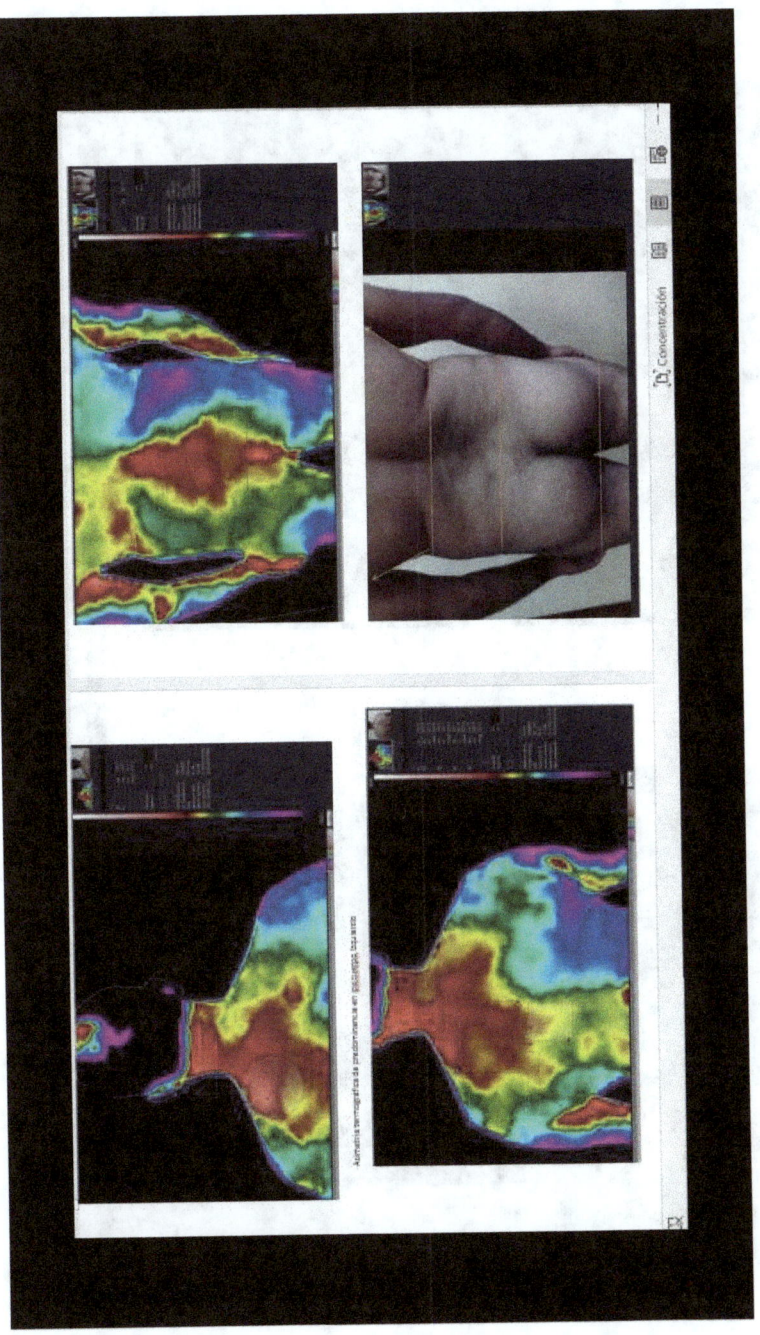

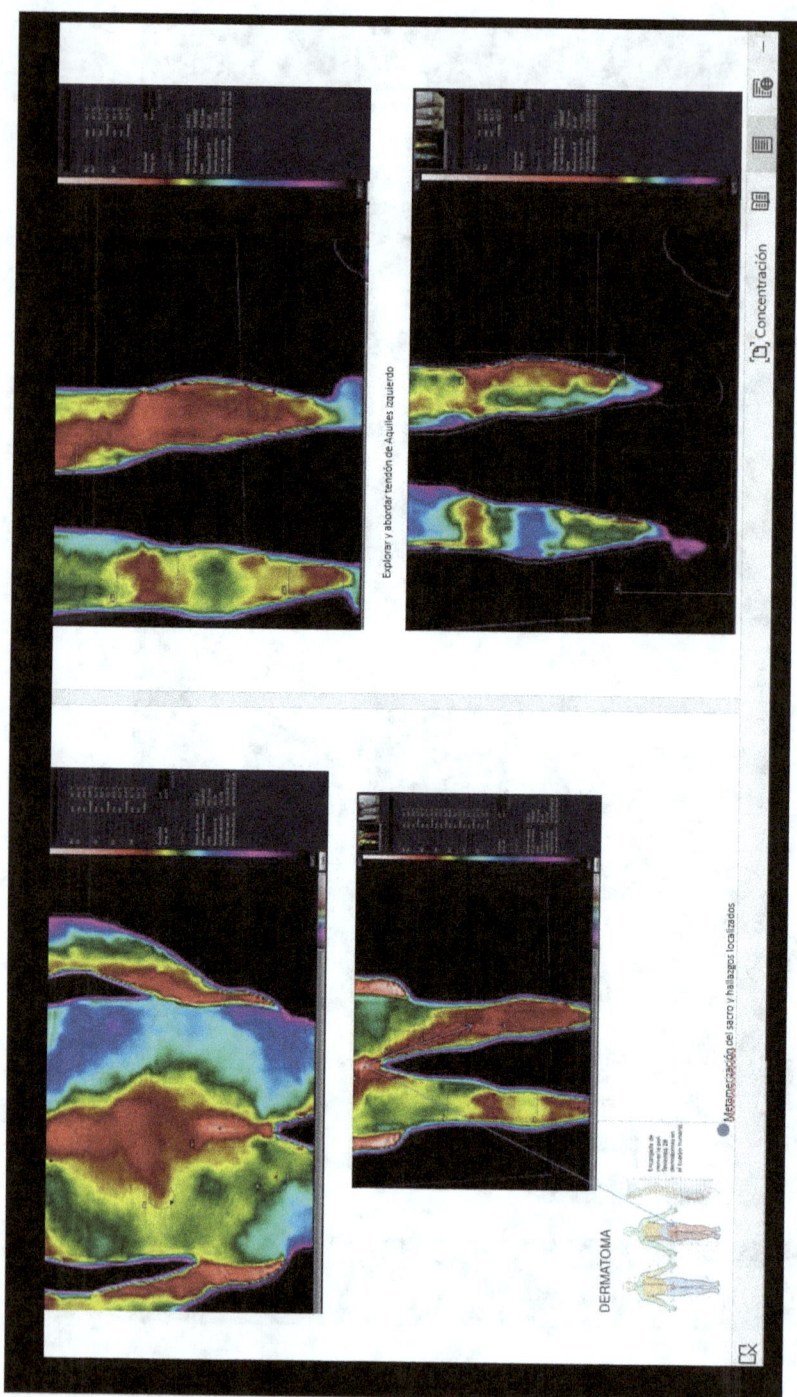

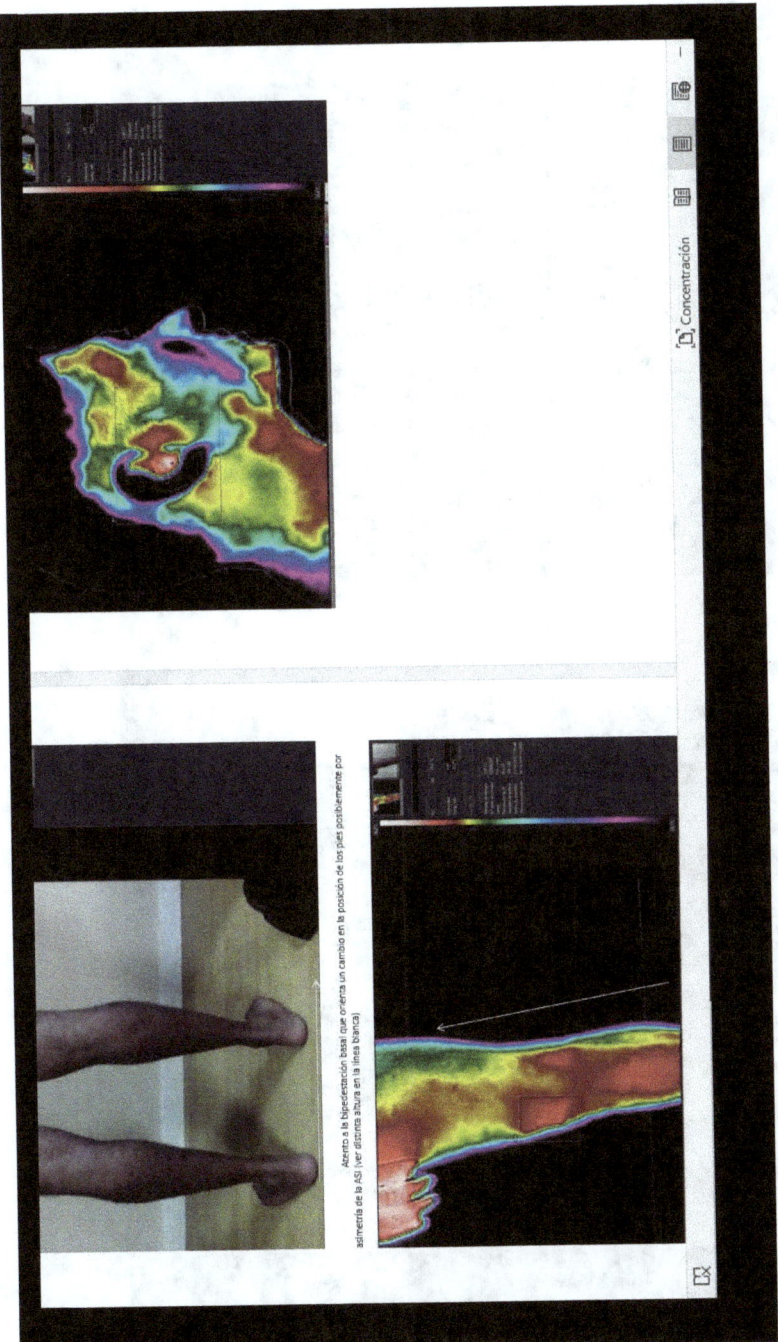

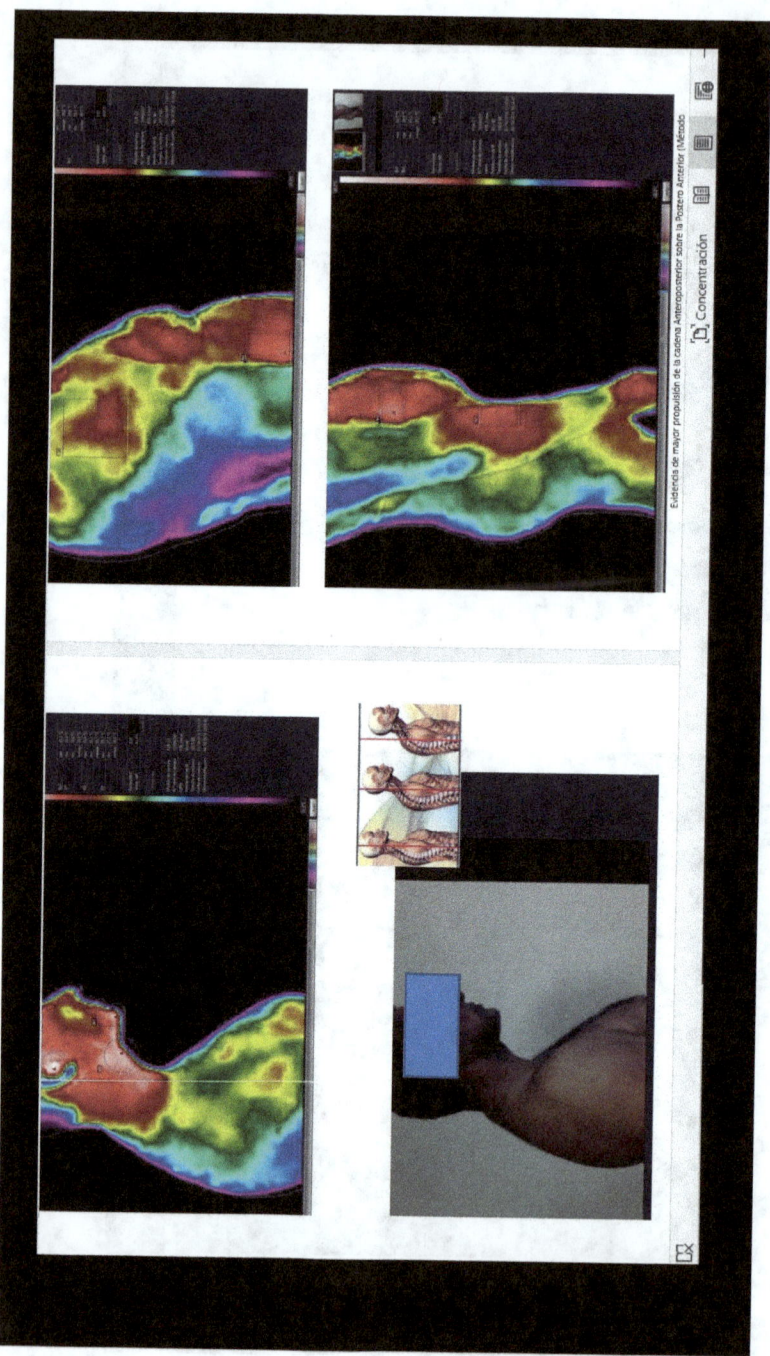

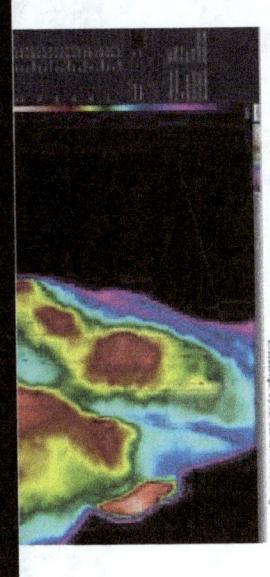

Brazo izquierdo con lesión inflamatoria

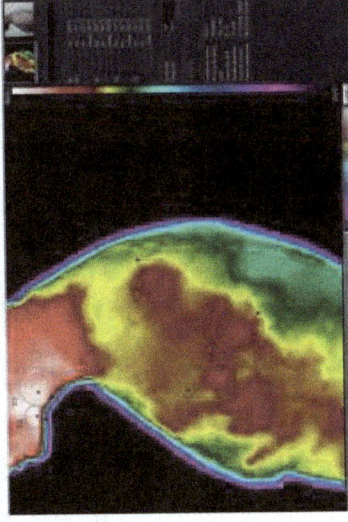

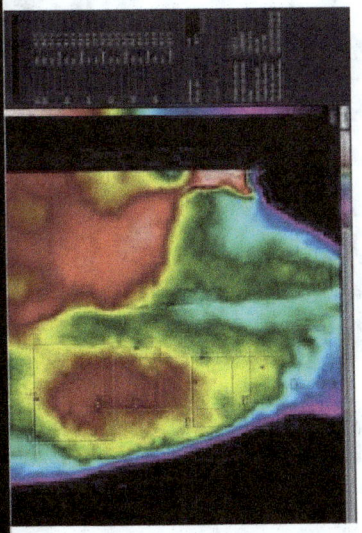

Brazo derecho con lesión inflamatoria

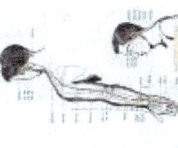

Se ve una el recorrido de todos los tercios se observa una afectación del meridiano mediante la Triple calentador

Plan tallera siguiente con sesiones continuas que recorren el meridiano medular correspondiente al triple calentador. En región lateral del cuello estará posibles afectadas.

Concentración

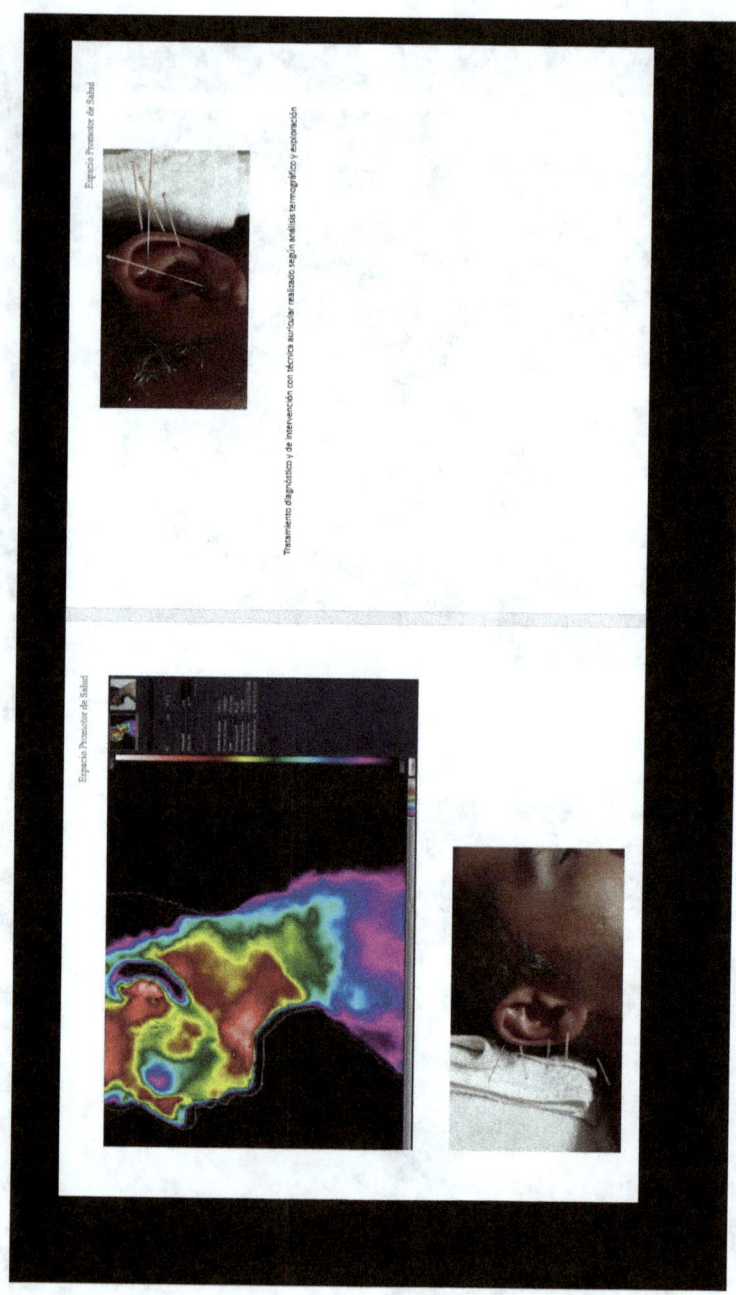

Tratamiento diagnóstico y de intervención con técnica auricular realizado según análisis termográfico y exploración

Software

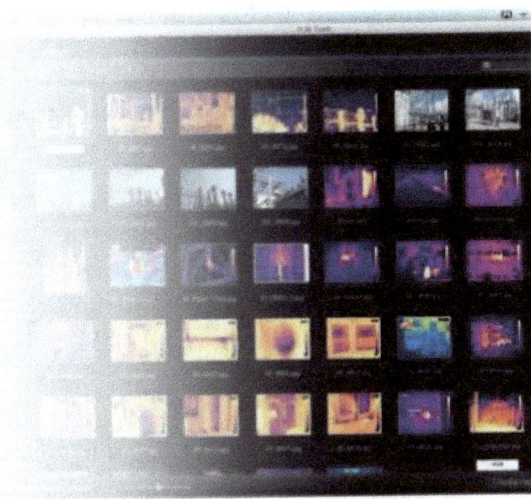

El avance de la termografía clínica ha permitido el desarrollo conjunto de un software propietario del dispositivo que, sin gastos añadidos, permite el correcto análisis termográfico. Quizás la única limitación para el neófito sea la de poder analizar la disparidad de temperaturas corporales y poder establecer la concreción anómala de la persona.

Diferentes autores han diseñado y construido diferentes bases de datos termográficas que siguiendo unos estándares de medición permiten distinguir dichas diferencias a través de un sistema de interpolación de plantillas.

Los softwares modernos de gama alta como Altair y Matlab son mucho más rápidos y están disponibles con más opciones para el procesamiento automático de imágenes. La adquisición de imágenes se puede estandarizar con el uso de máscaras de software (automatizadas o manuales), que brindan un esquema de las regiones de interés. En la Universidad de Glamorgan se desarrolló una serie de máscaras automáticas de este tipo.

En habla hispana destaca el grupo de trabajo derivado de la Universidad politécnica de Madrid, actualmente denominado Thermohuman. Disponen de un sistema de recogida de imágenes termográficas y análisis en línea con capacidad de trabajo tanto por unidades como tarifas planas. La toma de los termogramas deben de ser adaptados a sus protocolos para poder ser correctamente analizados por el software propietario.

Software Flir-tools.

Las cámaras Flir llevan un software de trabajo que permite de forma muy sencilla e intuitiva el abordaje termográfico. Actualmente han evolucionado a varias tipologías según la cámara adquirida. Desde el sistema más básico podemos acceder al estudio termográfico humano. Veamos un paso a paso con Flir Tools.

Pantalla de inicio. El sistema suele ser Conectar y listo. Clickar sobre el Logo Flir

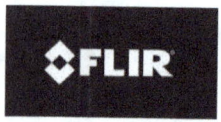

La pantalla inicial solicita iniciar la importación de imágenes de la cámara. Click sobre botón de Sync

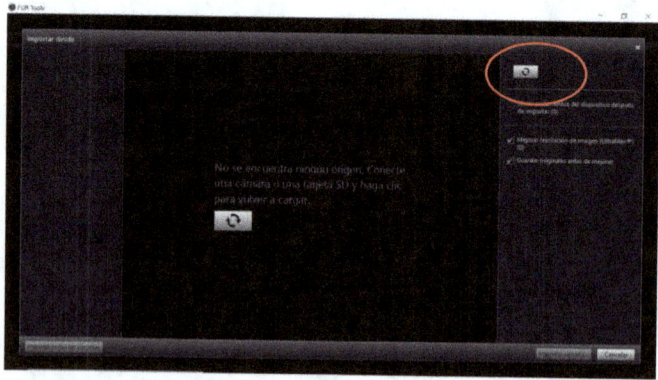

Una vez importadas las imágenes aparecerán en modo galería

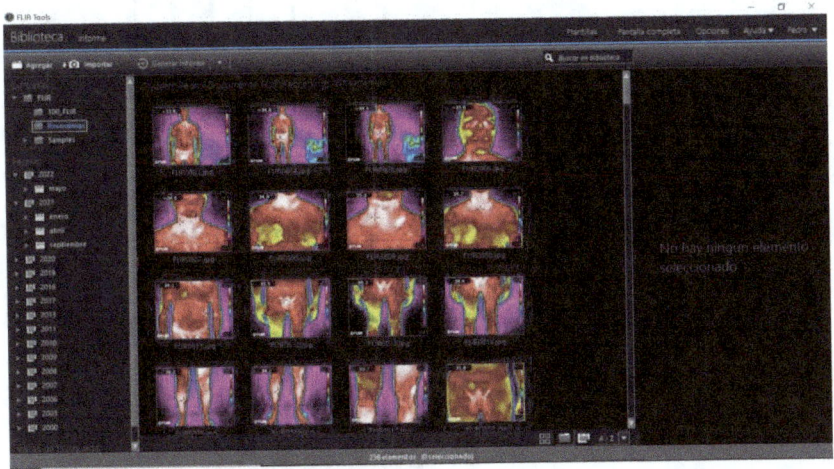

Click sobre cada imagen se abre el fotograma para trabajar. La imagen se abre en bruto para poder ser editada

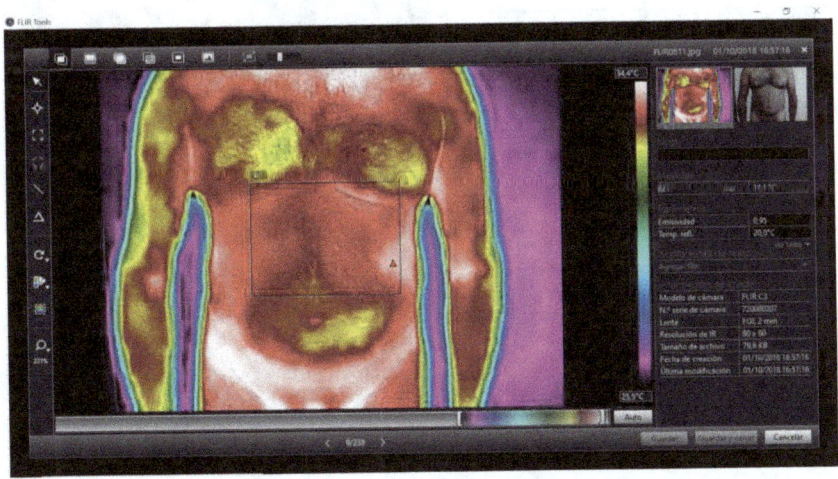

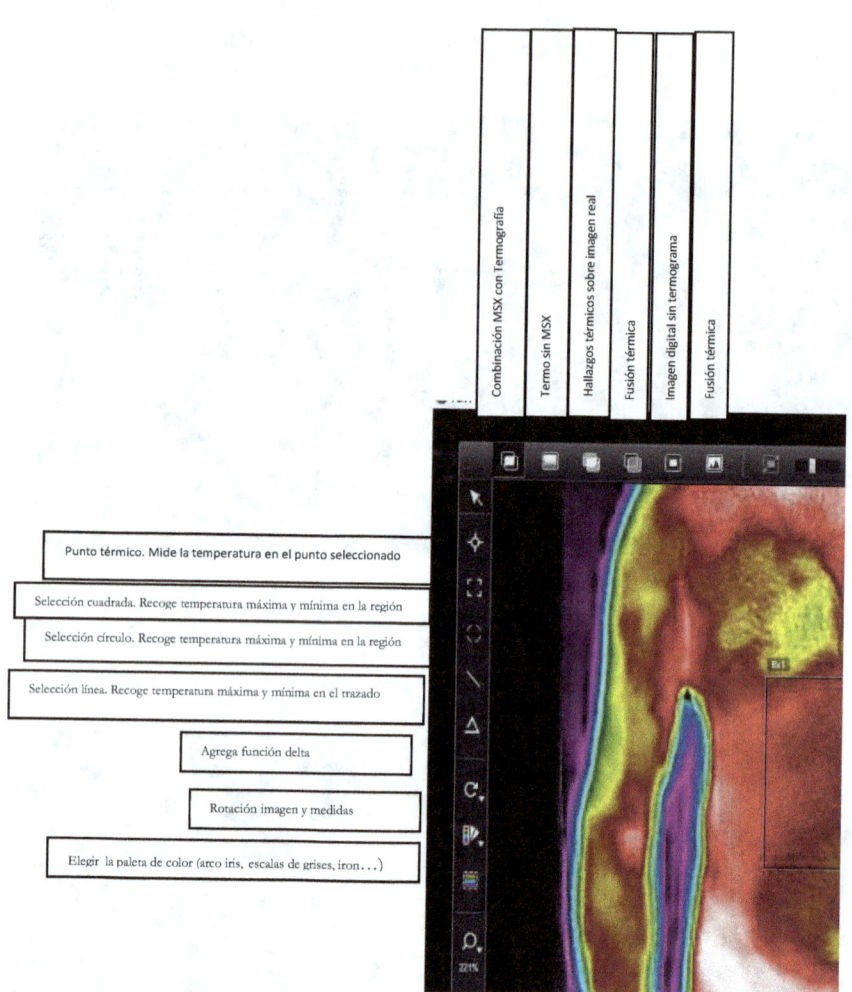

Aclaraciones de conceptos:

MSX: la tecnología MSX permite combinar la imagen digital y las siluetas mejorando el termograma y la definición de las regiones corporales.

A través de las diferentes herramientas podemos combinar técnicas para establecer diagnósticos integrativos. Por ejemplo, la combinación y solapamiento de cuadrados en regiones lineales nos proporciona puntos de asimetría térmica y visualizar cadenas cinéticas.

Primer paso. Cribar posibles artefactos térmicos y depurar la imagen.

Este es un paso muy importante, desde una perspectiva de Medicina Integrativa, nada es casual ni un artefacto. Examina cuales son esos focos de mayor o menor temperatura y cuanto se aleja de la piel. Realmente nos puede dar información relevante. Revisa el anexo donde se recoge un estudio sobre emociones y acumulación de temperatura corporal.

¿Existe mayor foco de irradiación térmica en algún punto concreto? Puede coincidir en tórax, epigastrio o abdomen. Plantea una alteración del Jiao de la MTC, suelen surgir de forma lineal y medial del cuerpo. ¿Existe mayor foco de irradiación en el plano frontal? Establece los puntos de mayor diferencia térmica.

¿Algún foco de irradiación en cabeza? Establece paralelismos con sistemas YNSA. Plantea posibles bloqueos craneosacrales.

Filtrado de la imagen

Arrastra la zona slider para poder filtrar la temperatura de la imagen e ir analizando diferentes hallazgos.

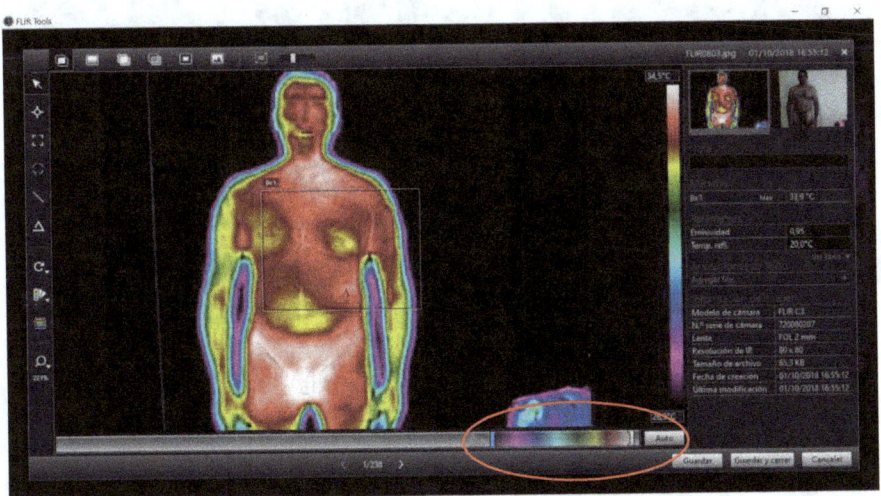

Se puede deslizar hasta poder aislar puntos térmicos estratégicos.

En la siguiente imagen, vemos el mismo termograma con mayor cribado térmico. En cuadros las zonas estratégicas. En zona nasal

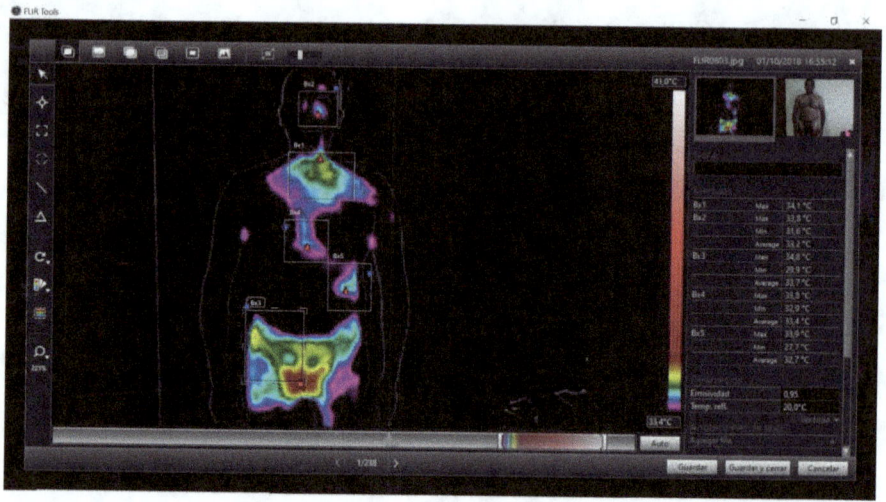

Estudio con máscara de campo real.

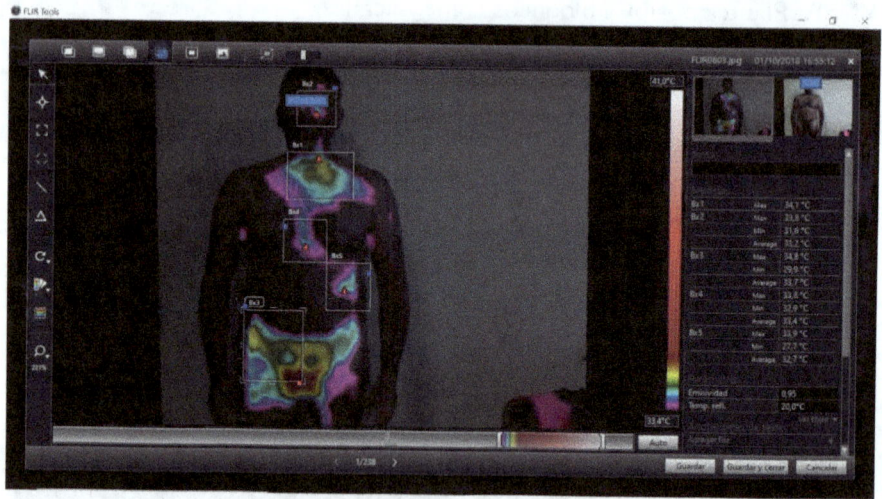

Las zonas compatibles con Chapman son susceptibles de ser estudiadas para descartar afectación visceral. En este caso estudio de páncreas y corazón. Evaluar esfera ORL ¿Sinusitis?

Nueva zona de estudio sin limpieza de la imagen.

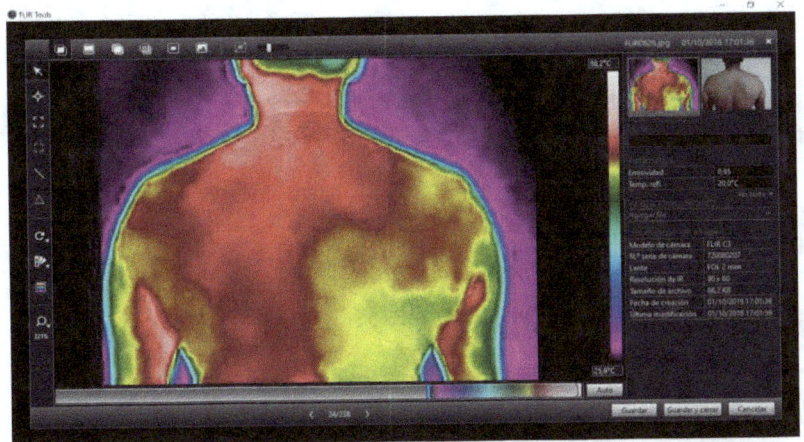

En el segundo fotograma descartamos la temperatura irradiada.

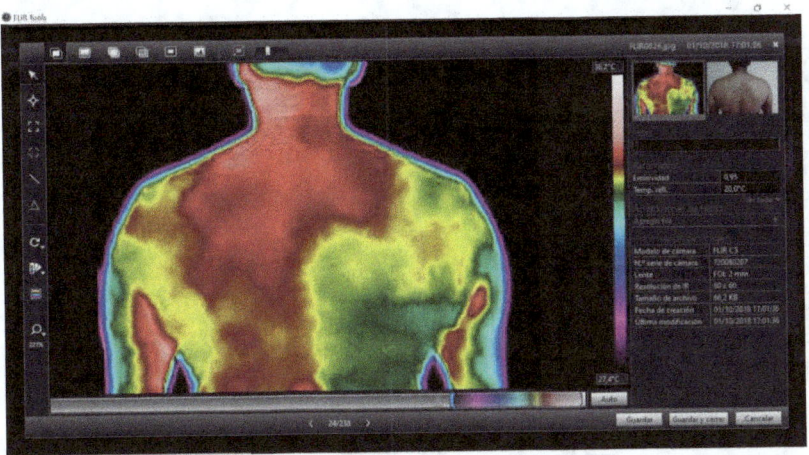

Llevamos a cabo un segundo filtrado

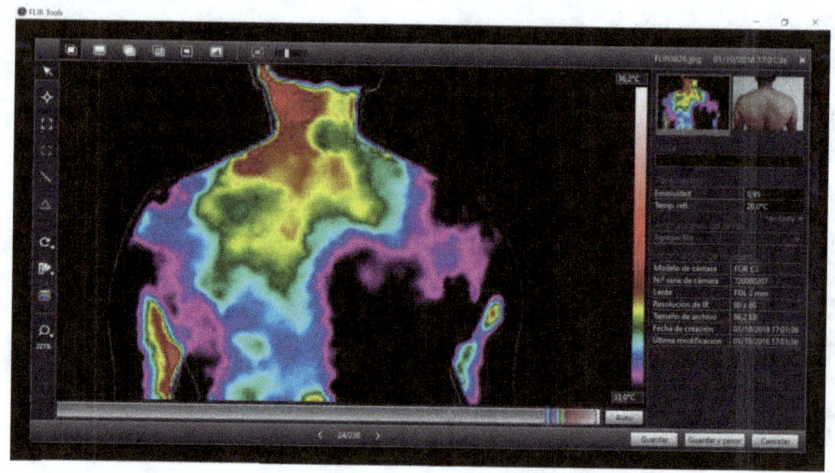

En el siguiente fotograma valoramos el mayor punto de presión en el cuello

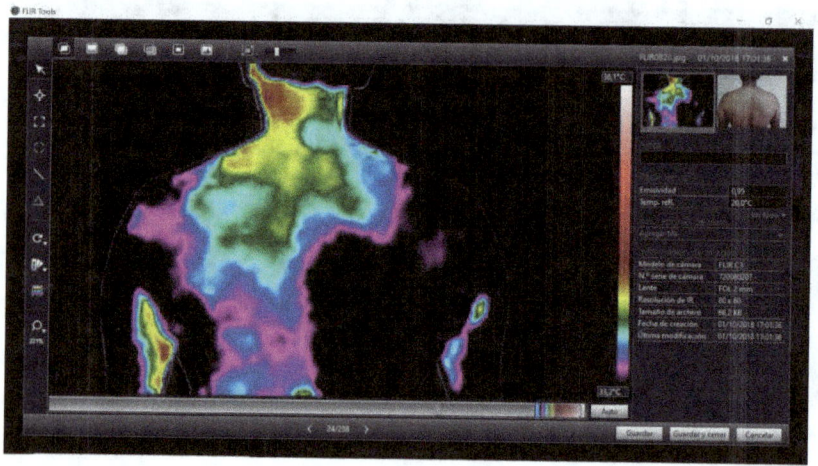

Puntos residuales de mayor efectividad para terapia manual, terapia neural o acupuntura.

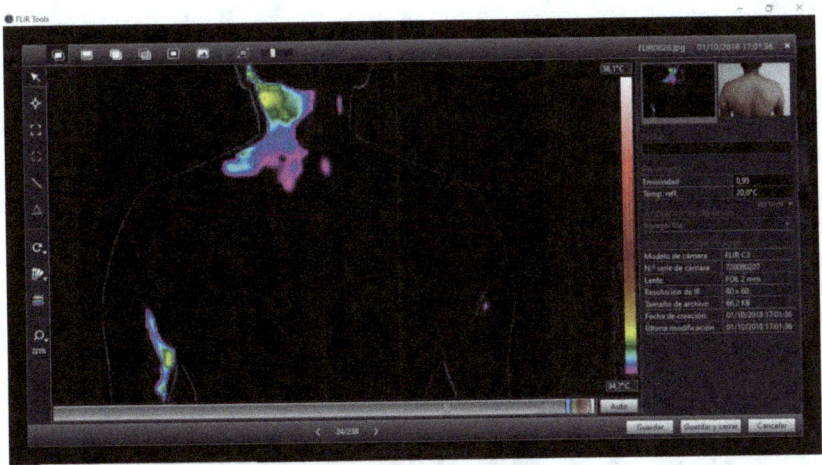

Vectores para estudio de cadenas cinéticas.

El software de gestión termográfica es muy sencillo, pero de forma creativa podemos llevar a cabo diferentes estrategias.

Para qué nos sirve la vectorización de puntos:

- Aislar puntos únicos que sirven de diagnóstico
- Establecer líneas de seguimiento con el fin de establecer estudios de cadenas o meridianos.

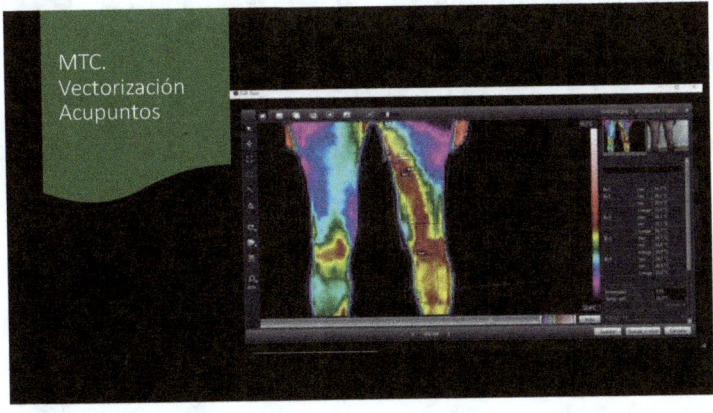

Sobre una termoimagen se establecen una serie de cuadrados que ocupen la región anatómica. El software establece los puntos de máxima temperatura que pueden delinearse en una cadena cinética. En el siguiente ejemplo al alinear los puntos térmicos se establecen paralelismos con meridiano de vejiga de la MTC.

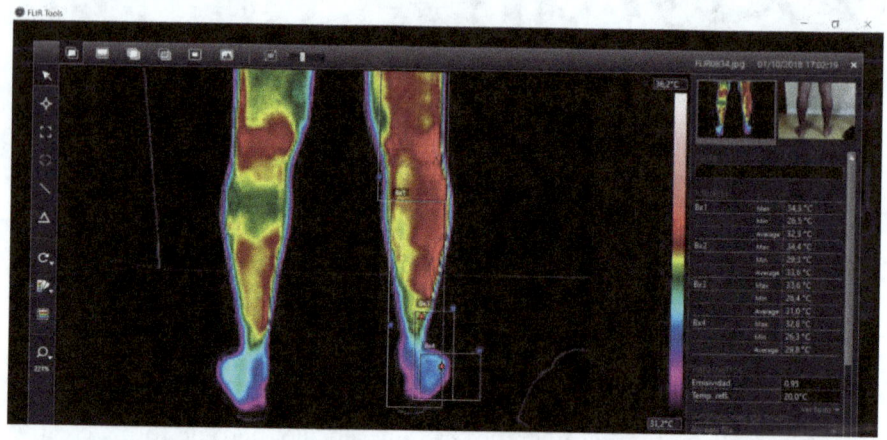

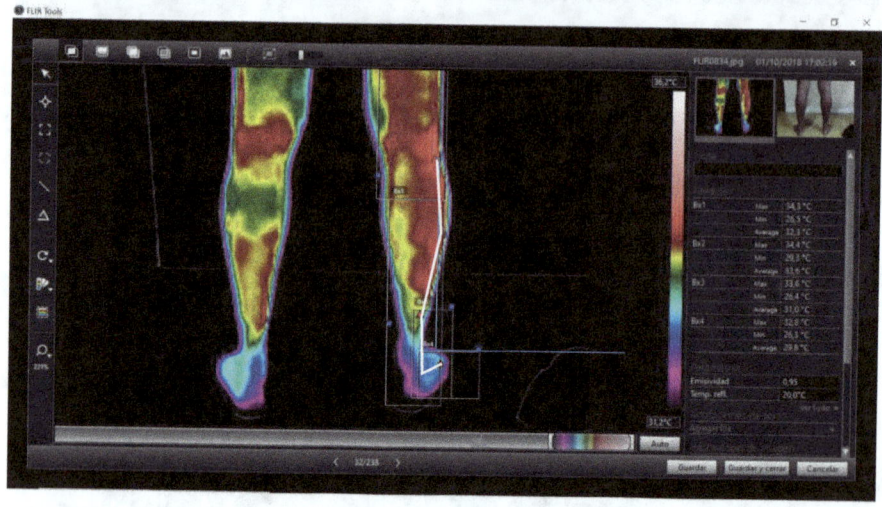

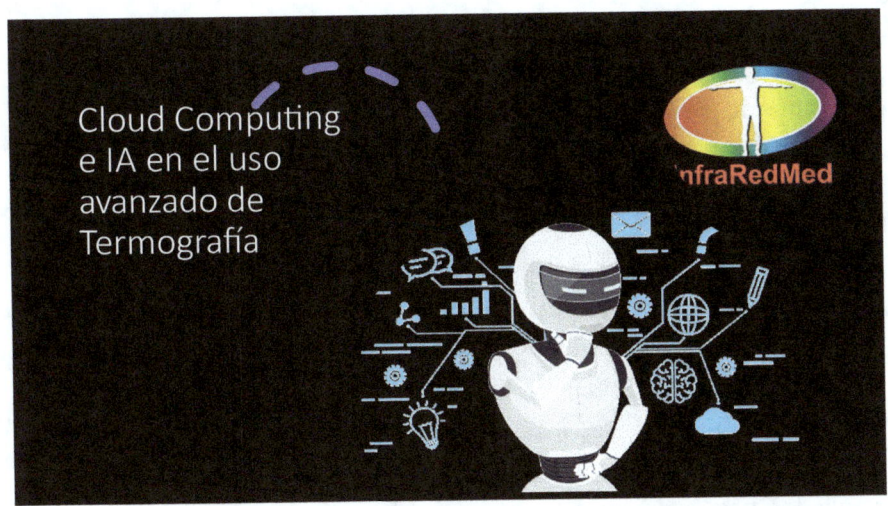

El uso del software evoluciona con la incorporación con sistemas IA y machine learning, lo que supone la posibilidad de un proceso de aprendizaje trasla evaluación de cientos o miles de termografías. Esto dota la disciplina de una precisión y fiabilidad diagnóstica mediante redes neuronales inteligentes (ANN criticada hasta la fecha por la Medicina.

Los sistemas basados en IA tienen la capacidad no sólo de medir esquemas pregrabados, sino de analizar las diferentes variables que menciono en este libro, triangular y llevar a cabo un diagnóstico de precisión.

A este respecto el IBTM (Instituto Brasileño de Termografía) tiene herramientas muy avanzadas e interesantes a este respecto.

Técnica Termoguiada

Hablamos de técnica termoguiada a aquellas técnicas basadas en aplicaciones invasivas que se ayudan de la termografía para llevar a cabo su función y el seguimiento de los resultados. Dichas técnicas pueden ser o acupuntura o terapia neural, así como disciplinas derivadas de estas.

Para ello se suele utilizar el dispositivo termográfico en un trípode con el fin de poder tener las manos operativas y llevar a cabo la técnica. Localizando los puntos trigger, neurolinfáticos, interferencias neurales u otros puntos a determinar se lleva a cabo la técnica de punción.

La termografía permite ver los resultados inmediatos. Apenas minutos, de la aplicación llevada a cabo. En las siguientes imagenes observamos los resultados tras un minuto de aplicación de una aguja en la mano derecha sobre el punto IG4.

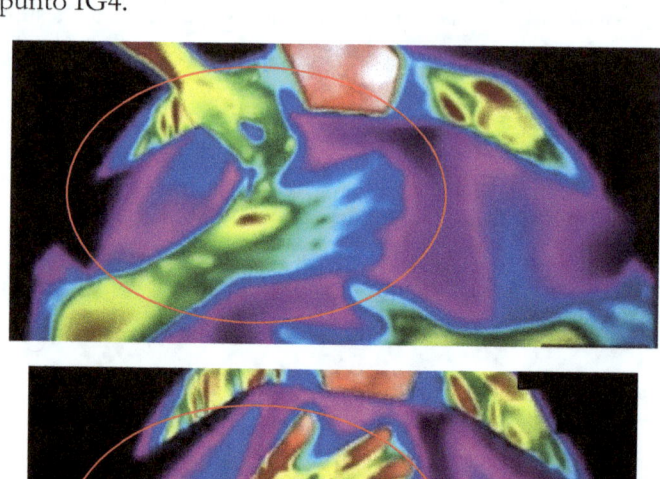

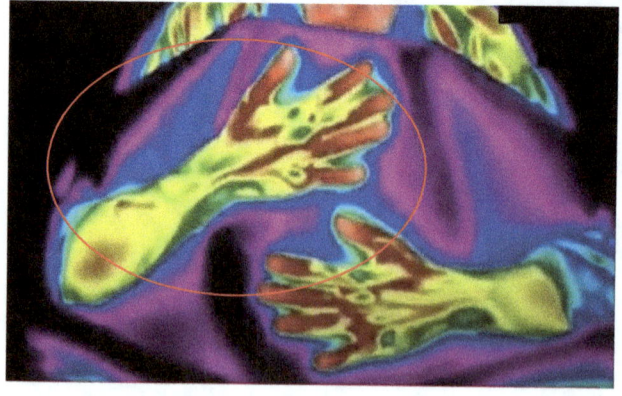

Efecto de agujas de acupuntura sobre tobillo

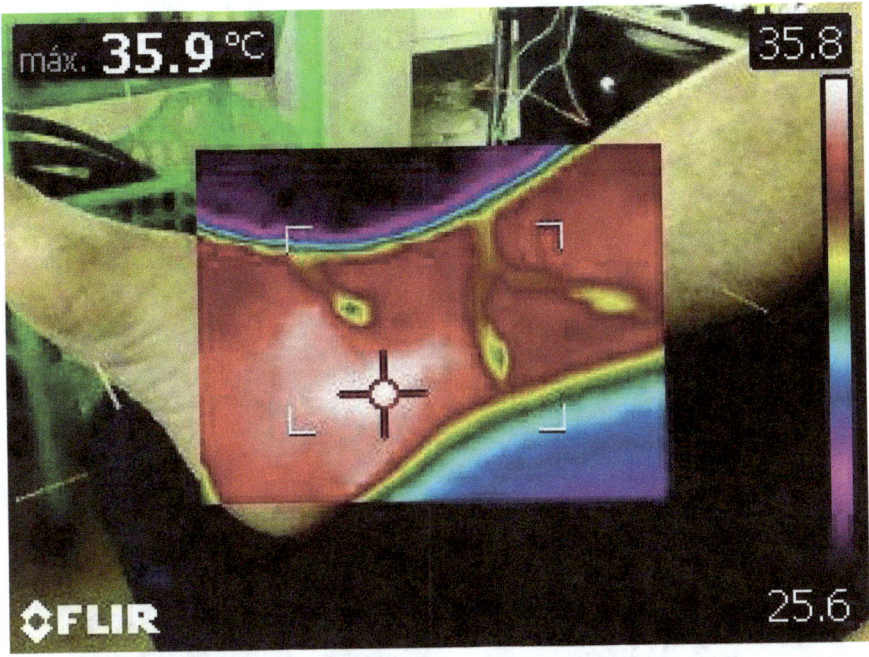

Detección de punto neurolinfático de hígado

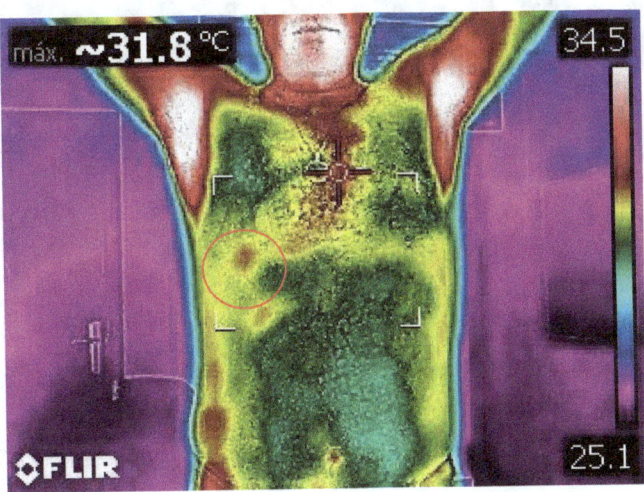

Efectos tras aplicación de técnica cupping (ventosa)

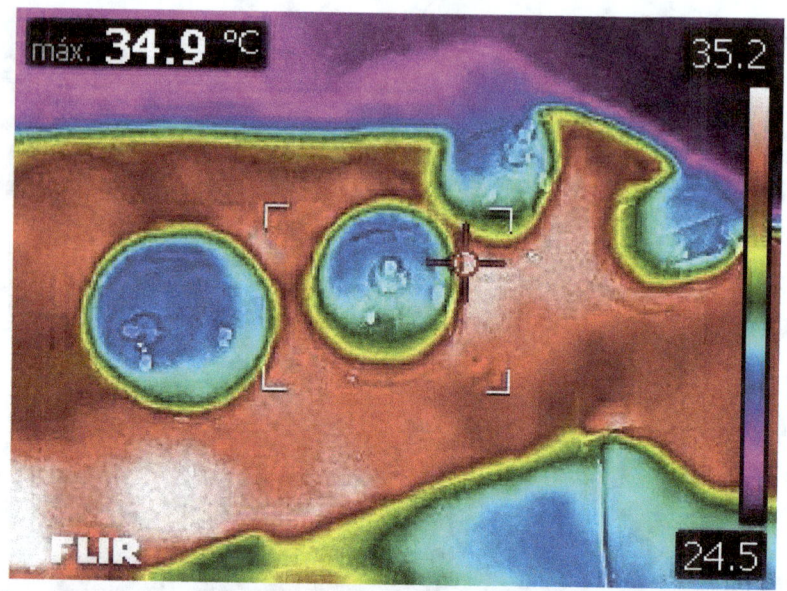

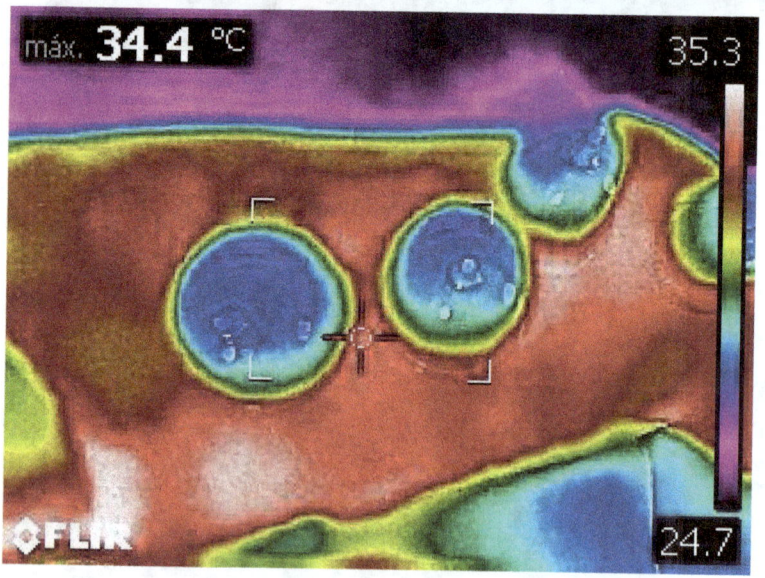

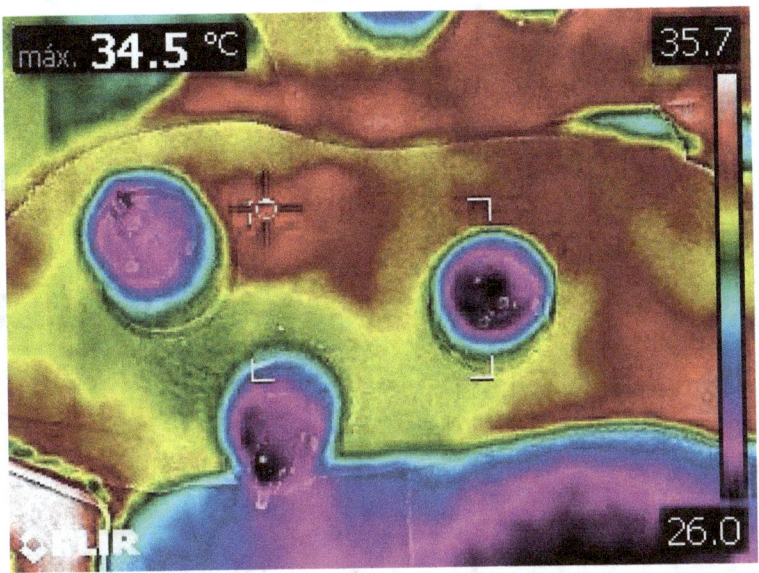

En verde reducción de la inflamación, ver cambio de temperatura en la zona de hasta 1 grado. El color violáceo o azul de la ventosa indica la reducción inmediata de la temperatura que genera la ventosa.

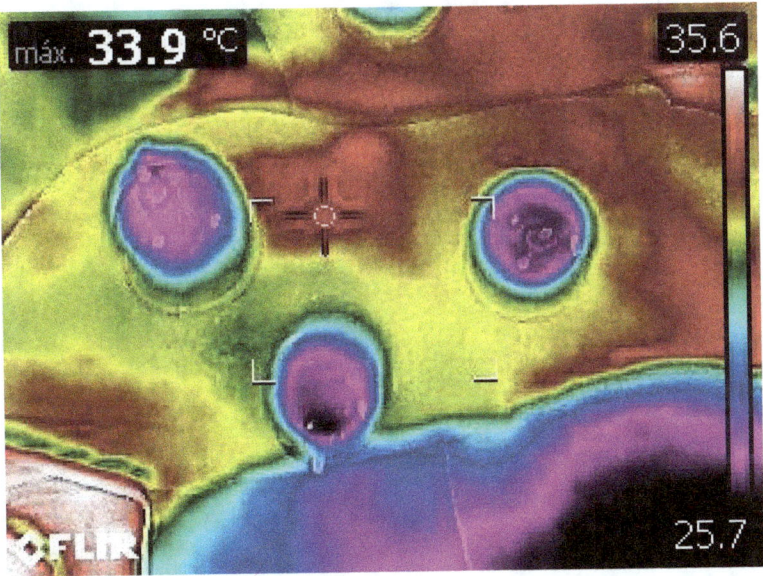

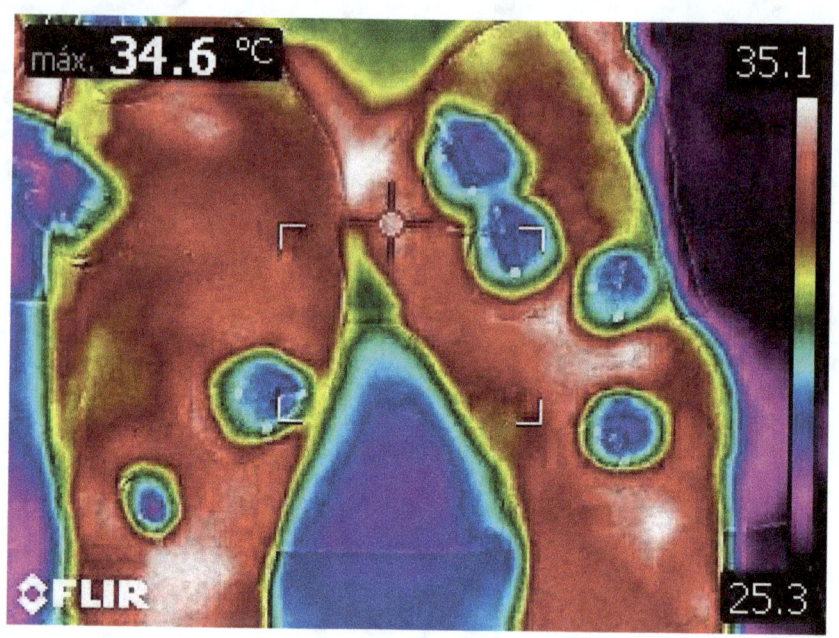

Anexos

Algoritmo de trabajo

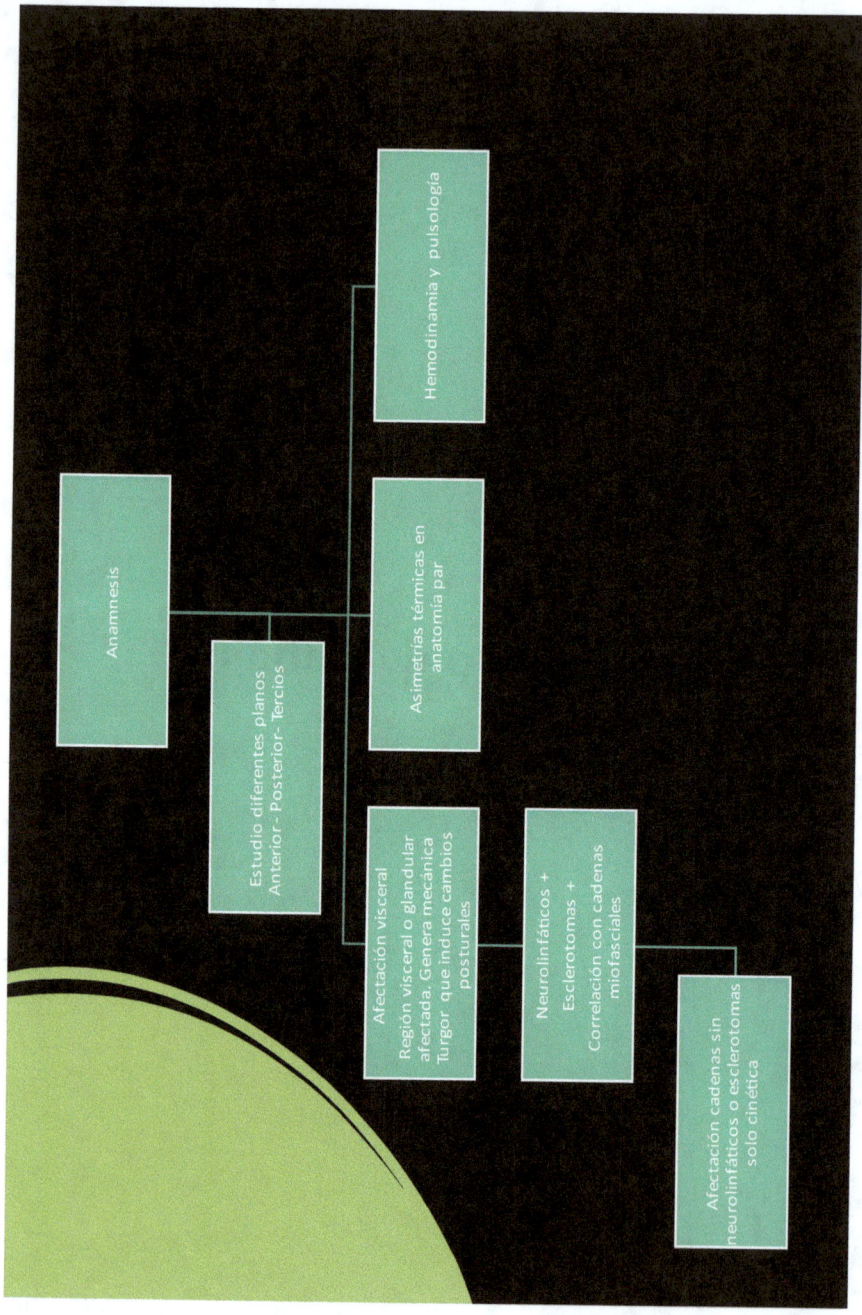

Ejemplos de aplicaciones de la Termografía a diferentes ramas de la Salud

Rehabilitación

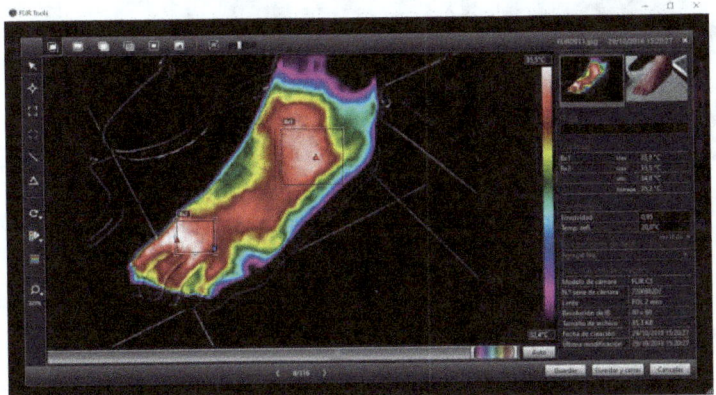

Osteopatía visceral

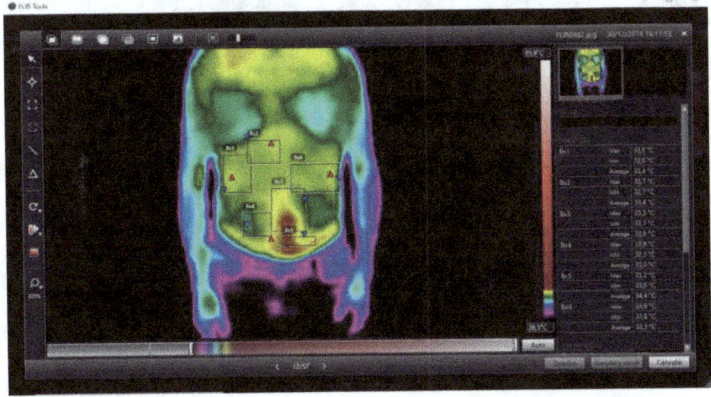

Osteopatía craneosacral

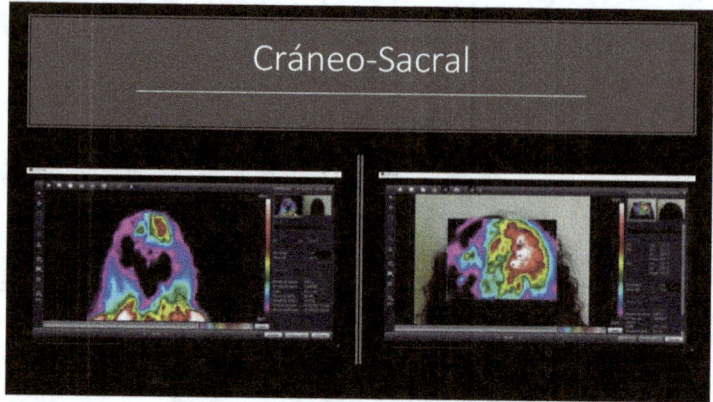

En este caso se pueden determinar también afectación de puntos de Yamamoto.

Análisis de Cadenas

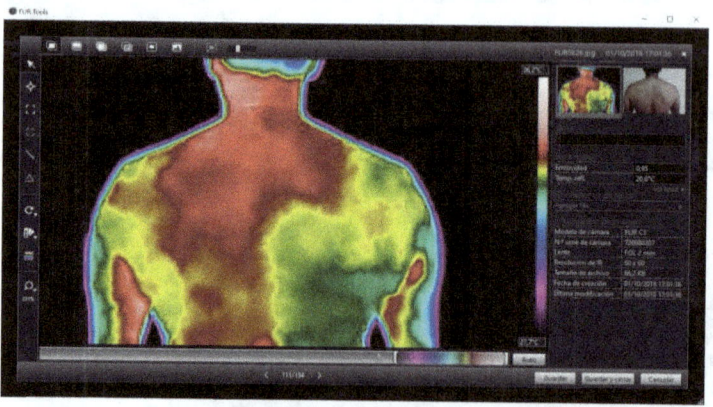

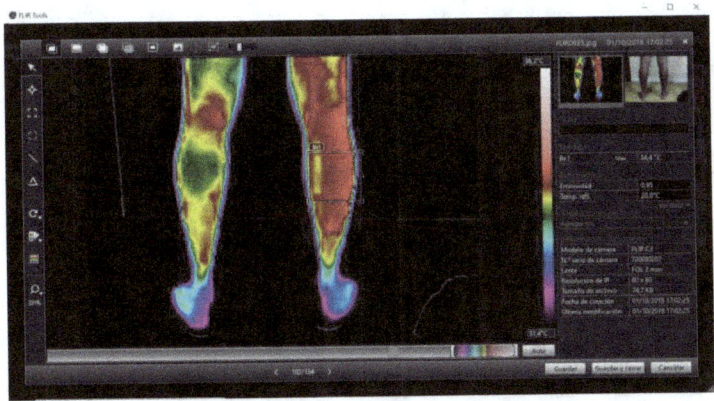

Secuenciación termográfica de Puntos Trigger

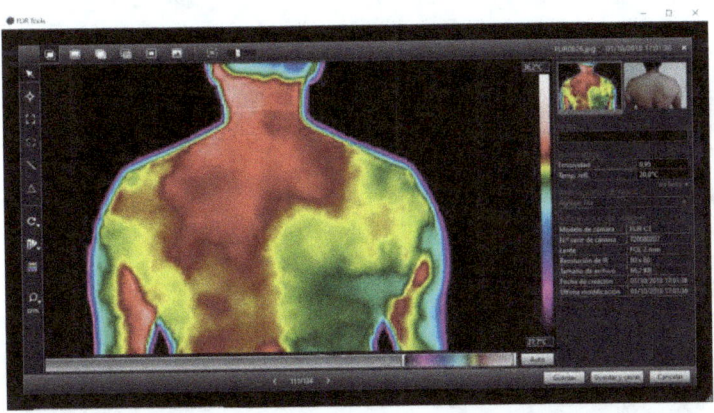

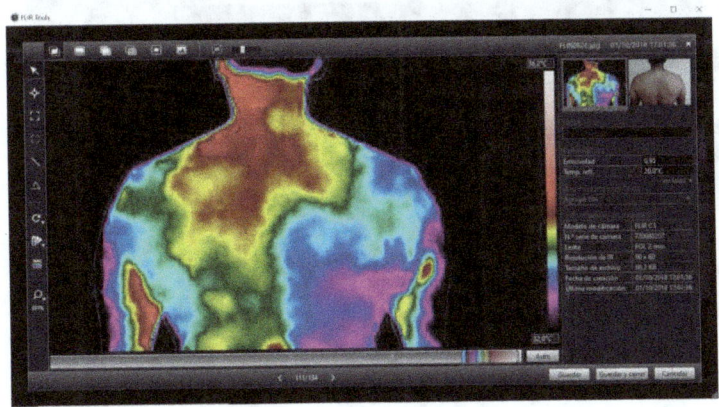

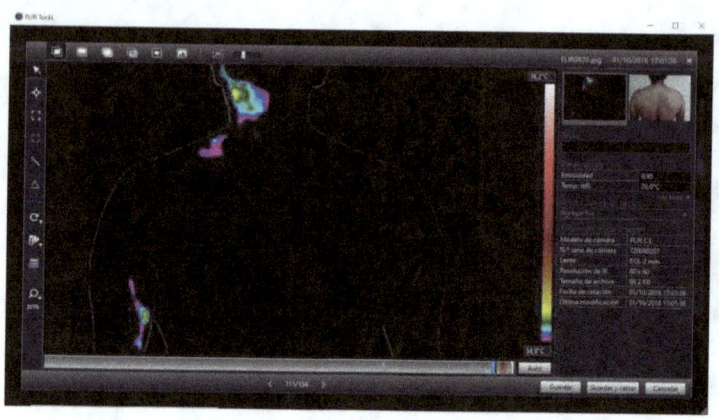
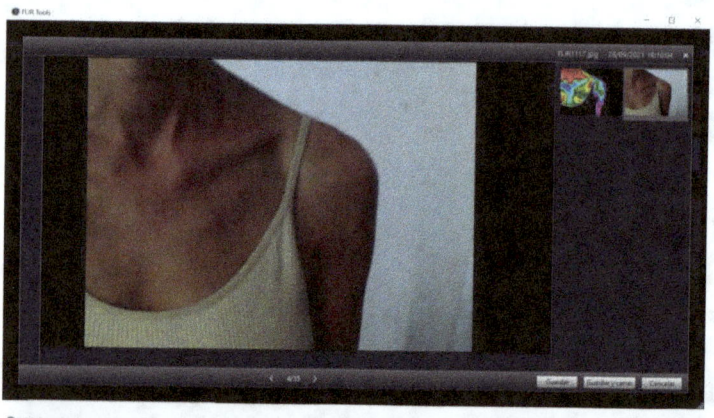
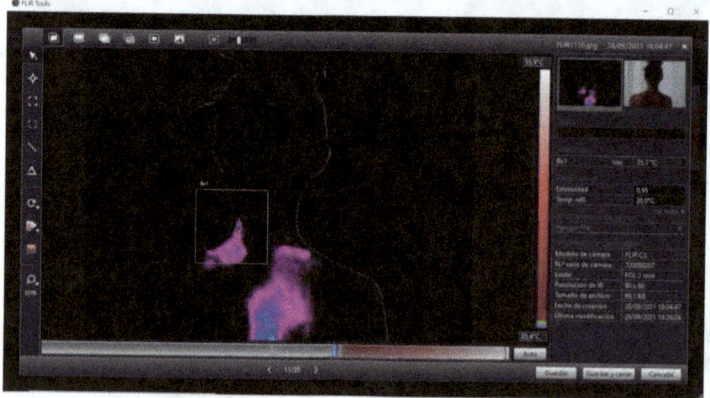

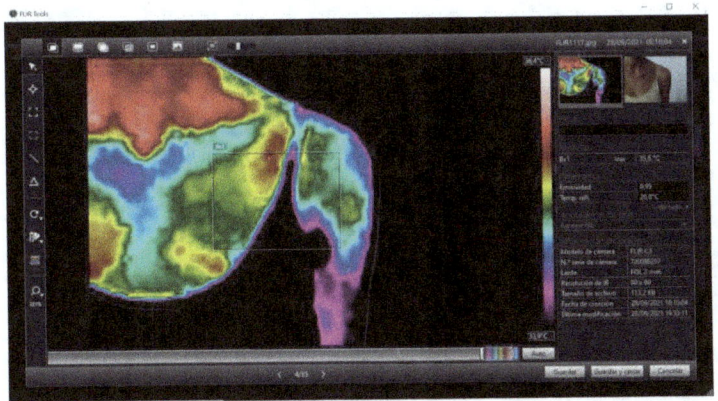

Posturología

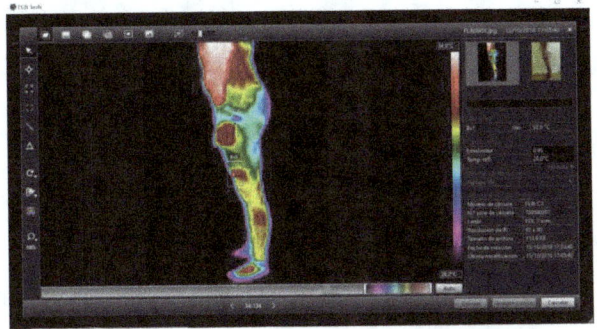

Endocrinología

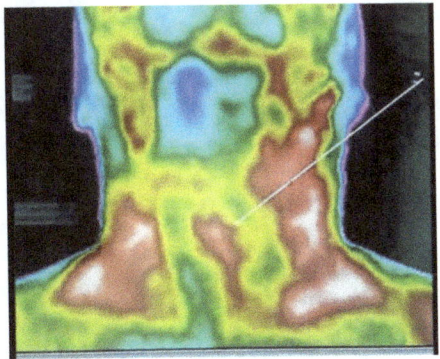

Disfunción tiroidea que se comparaba posteriormente con ecografía hallando tres nódulos

Odontología

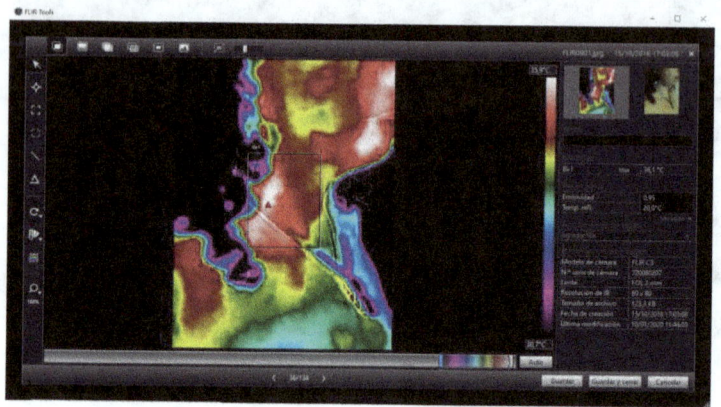

Neurolinfáticos o Chapman para diagnóstico visceral

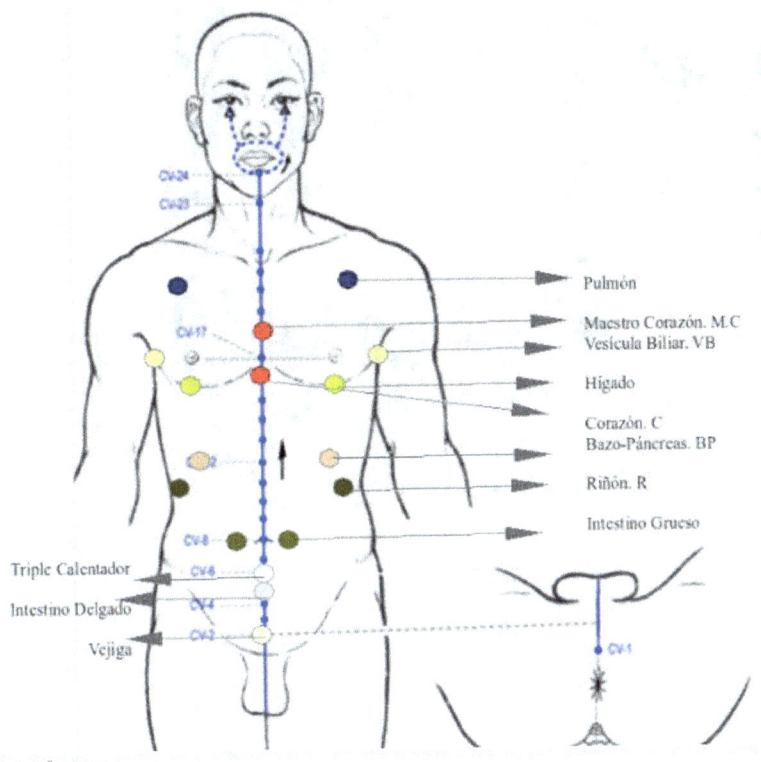

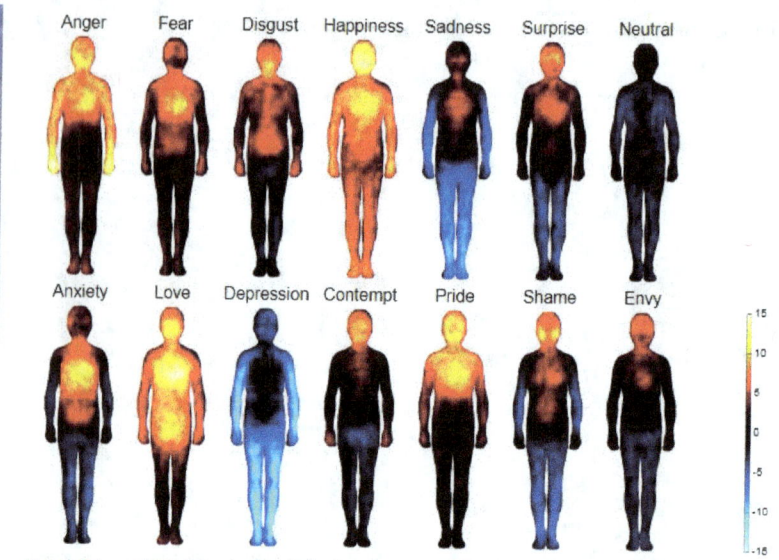

Fig. 2. Bodily topography of basic (*Upper*) and nonbasic (*Lower*) emotions associated with words. The body maps show regions whose activation increased (warm colors) or decreased (cool colors) when feeling each emotion. ($P < 0.05$ FDR corrected; $t > 1.94$). The colorbar indicates the *t*-statistic range.

Extraído de Bodily maps of emotions

https://doi.org/10.1073/pnas.1321664111

Actitudes psicocomportamentales para el abordaje termográfico (extraído de Reprogramación neurobiomecánica de la fascia. Pedro Rodríguez)

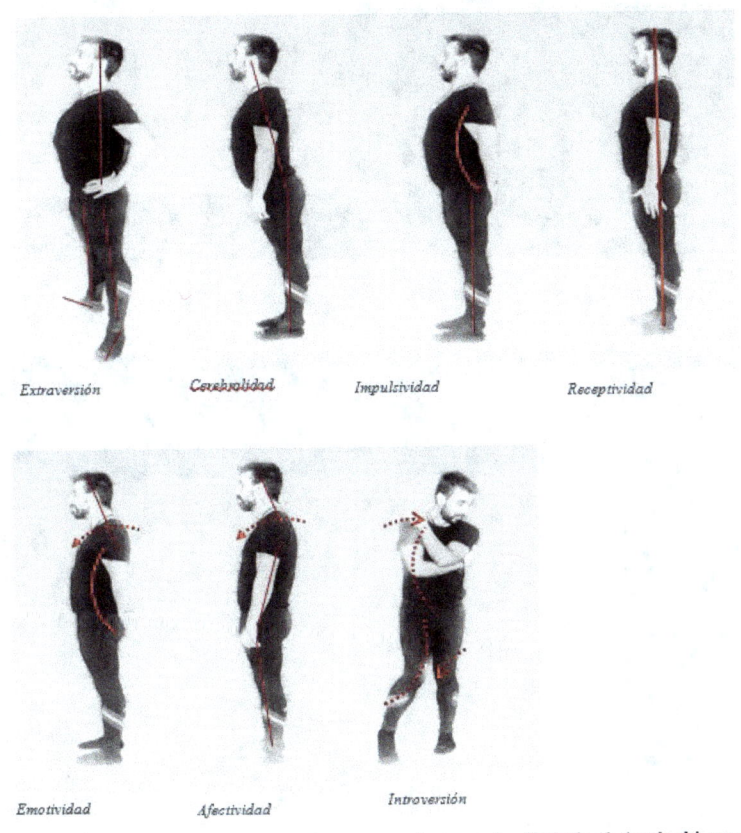

Extraversión   *Cerebralidad*   *Impulsividad*   *Receptividad*

Emotividad   *Afectividad*   *Introversión*

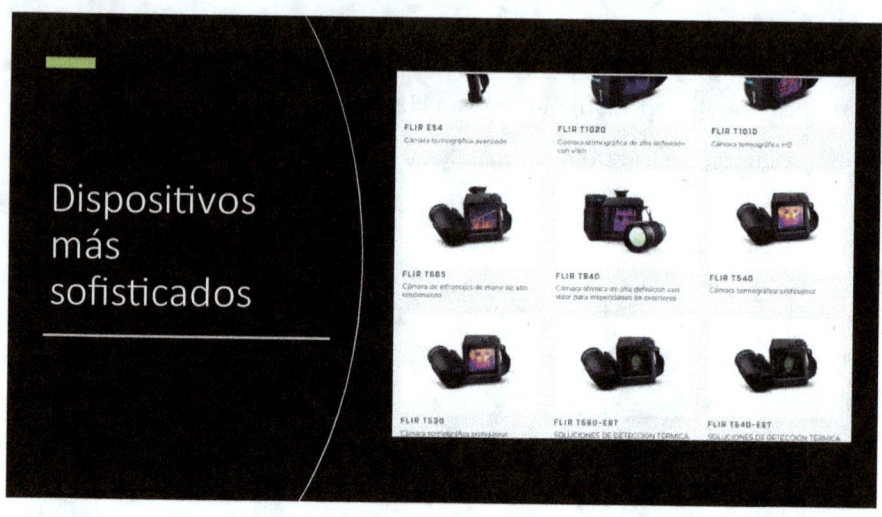

Características del sistema de cámaras termográficas Flir

MODELO	RESOLUCIÓN	R+UltraMax®	PRECISIÓN	SENSIBILIDAD	ERGONOMÍA
SERIE FLIR TSXX			±2º/2%		
FLIR T560	640x480 (307.200 P)+ UltraMax®	(1.2MP)		0,03ºC a 30ºC	lente giratoria 180º
FLIR T540	464x348 (171.472 P)+ UltraMax®	(645.888 P)		0,03ºC a 30ºC	lente giratoria 180º
FLIR T530	320x240 (76800 P)+ UltraMax®	(307.200 P)		0,03ºC a 30ºC	lente giratoria 180º
Serie EXX Matrix			±2º/2%		

FLIR E96	640x480 (307.200 P)+ UltraMax®	(1,2 MP)		0,03°C a 30°C	Tipo pistola
FLIR E86	464x348 (161.472 P)+ UltraMax®	(645.888 P)		0,03°C a 30°C	Tipo pistola
FLIR E76	320x240 (76800 P)+ UltraMax®	(307.200 P)		0,03°C a 30°C	Tipo pistola
FLIR E54	320x240 (76800 P)			0,04°C a 30°C	Tipo pistola
SERIE FLIR EX			±2º/2%		
FLIR E8xt 45º	320x240 (76800 P)			0,05°C a 30°C	Tipo pistola
FLIR E6xt 45º	240x180 (43200 P)			0,06°C a 30°C	Tipo pistola
FLIR E5xt 45º	160x120 (19200 P)			0,10°C a 30°C	Tipo pistola
Flir E4 45º	80X60 (4800 P)			0,15°C a 30°	Tipo pistola
SERIE FLIR C			±3º/3%		
FLIR C5	160x120 (19200 P)			0,07C a 30°C	COMPACTA
FLIR C3-X	128 x 96 (12,288 p)			0,07C a 30°C	COMPACTA
SERIE FLIR ONE			±3º/3%		

ONE PRO	160x120 (19200 P)			0,07°C a 30°C	SMARTPHONE
ONE PRO LT	80X60 (4800 P)			0,10°C a 30°C	SMARTPHONE

Referencias bibliográficas sobre estudio con software de Atlas termográfico:

- Jones C., Ring E., Plassmann P., Ammer K., Wiecek B. Standardization of infrared imaging: a reference atlas for clinical thermography-initial results. Thermology International. 2005;15:157–158
- E.F.J. Ring, K. Ammer, B. Wiecek, P. Plassmann, Technical challenges for the construction of a medical IR digital image database, in: J.P. Chatard, P.N.J. Dennis (Eds.), Proc. SPIE, Detectors and Associated Signal Processing II, 2005, pp. 191–198.
- Fujimasa, I. Saito, T. Chinzei, Far infrared medical image database on the world wide web, in: Proc. 19th Int. Conf. IEEE/EMBS, Chicago, IL, 1997, pp. 652–653.
- E.F.J. Ring, K. Ammer, A. Jung, P. Murawski, B. Wiecek, J. Zuber, P. Plassmann, C.D. Jones, Standardization of thermal imaging. The Anglo-Polish reference database, in: 10th Congress of the European Association of Thermology, Zakopane, Poland, 2006.
- Vardasca R. Template based alignment and interpolation methods comparison of region of interest in thermal images. In: Plassmann P., Roach P., editors. Proceedings of the 3rd Research Student Workshop. University of Glamorgan, The Research Office; 2008. pp. 21–24.

Sobre el Autor.

Pedro Rodríguez (p3drodrodriguez). Posee estudios de Doctorado en Ciencias de la Salud y doctorado en ciencias de la educación. Especialista en Medicina Integrativa. Clínico, docente y escritor. Es director del máster de Medicina Integrativa de la Universidad Tecnológica Tech. Máster en Salud Mental. Máster en Nutrición Humana. Experto Univ. en Inmunonutrición. Especialista universitario en materia de Osteopatía, Kinesiología y Acupuntura por la Facultad Medicina UMU.Miembro de la junta directiva de la Sociedad española de Salud y Medicina Integrativa y coordinador del grupo de trabajo Cuerpo-Mente de la SESMI. Autor de diferentes libros sobre Salud y Medicina Integrativa. Ha diseñado y coordinado proyectos para universidades como la IL3 y el CEU Cardenal Herrera. Convocado como experto panelista para el Ministerio de asuntos sociales de España en materia de inclusión social.

www.ingramcontent.com/pod-product-compliance
Lightning Source LLC
Chambersburg PA
CBHW070242220526
45465CB00004B/1491